JN190280

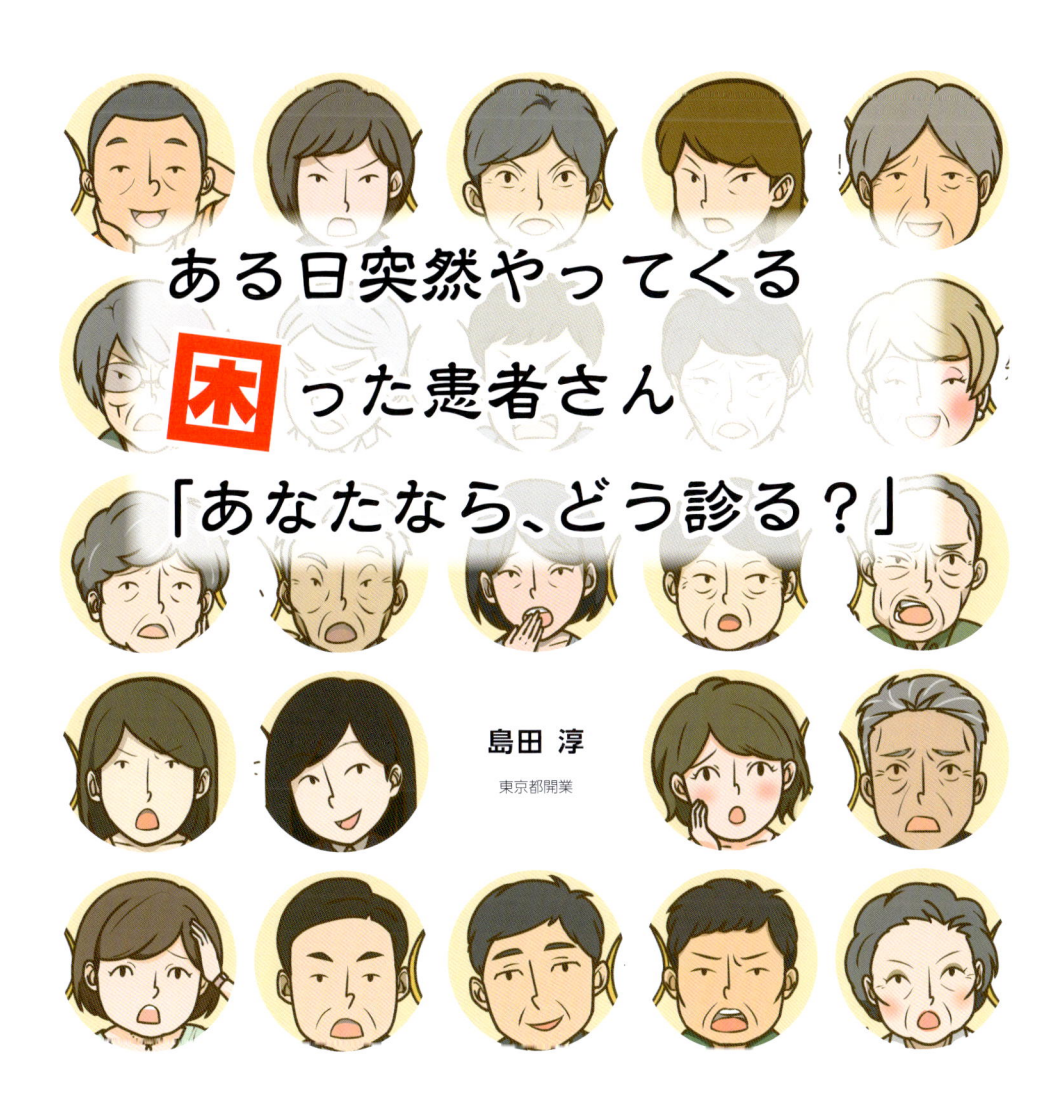

ある日突然やってくる困った患者さん「あなたなら、どう診る？」

島田 淳

東京都開業

デンタルダイヤモンド社

はじめに

「医学とは医者と患者と病気という三者による役者間の戦いであり喜劇である」
ヒポクラテス[1]

　筆者が大学病院を退職してから、早いものでもう14年になる。当時大学病院の、「顎関節、咬み合わせ、歯ぎしり外来」にいた筆者は、日々現れるどうしたらよいかわからない患者さんの対応をすることに疲れていた[2]。

　当時、筆者の患者さんの多くは、つねに体調が悪く、毎日のように連絡が来る、急に来院する、来院すれば体調の悪さから待合室で横になっている、治療が始まればなかなか帰らない、帰ってもまた戻ってくるなど、何が何だかわからない状態であった（**図1**）。大学病院の診療終了時間は通常17時である。しかし、昼休みを削っても時間が足りず、では18時に来てください、19時に来てくださいとだんだんエスカレートしていき、終わるのが22時ということも珍しくはなかった。事務の人から「先生、戸締まりお願いします」と言われ、診療が終わるころには、その診療室以外は真っ暗であった（**図2**）。

　そんな毎日に疲れてもう大学を辞めようと思っていたころに、咬み合わせの違和感からくる体の不調を訴える患者さんに言われた、忘れられない一言がある。彼は20代後半、咬み合わせが合わないことからくる倦怠感で仕事もできず、毎日自分に合う咬み合わせの位置を探して暮らしていた。ユニットに座るなり、ユニットをこれくらい傾けて、この位置で、この歯のこの部分をこれくらい高くしろと、こと細かく指示してきた。

　筆者が大学を卒業し、臨床を行っていた当時、顎関節症はごみ箱的病名であり、何だかわからない症状の多くは顎関節症としてとらえられ、当時、そ

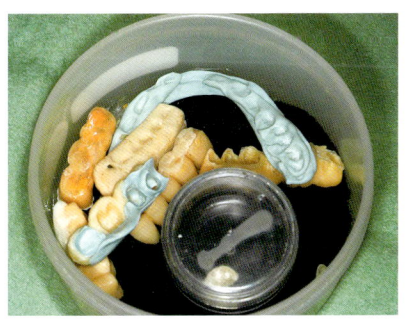

図❶　患者さんが持ってきた TEK の山

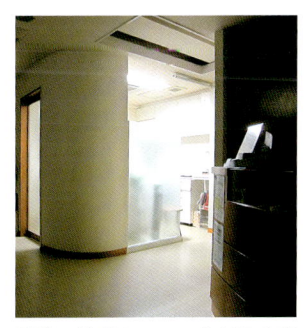

図❷　筆者のユニットがある部屋だけ明かりが灯る

のほとんどは咬合と結び付けられて考えられていた。そんななかで筆者は、とにかくまずは患者さんの言うことを聞き、顎関節、口腔内の状況を把握してこれらを比較し、必要があれば模型による咬合分析を行い、患者さんの本当に感じている問題点を見つけ、最小限で咬合に介入する方法を考え、患者さんに説明していくスタイルで治療を行っていた。しかし、うまくいく場合もあれば、最後は患者さんの訴えに対応しきれなくなり、結局患者さんに押し切られ、患者さんの言いなりに治療を行って泥沼となることも多く、そのときは本当にそれでよいのであろうかと、悩んでいた。

　そんな背景もあり、いつもならもう少し余裕のある対応ができていたと思うが、そのときはつい、「そんなに細かいことはできない」と思わず言ってしまった。それに対して彼は、「先生ができないと言ってはいけないのではないですか？　そう言われた患者は、どうしたらよいのですか？」と反応してきたのである。

　「できないと言ってはいけないのであろうか？　できないことはないのであろうか？」

　これは、これまで自分でも感じていた大きな疑問でもあった。患者さんの言うことをどこまで聞いたらよいのか。歯の形にこだわる。歯の色にこだわる。歯の接触、咬み合わせにこだわる。いろいろな患者さんがいる。

　見た目は大事である。咬合も大事である。われわれ歯科医師はプロフェッ

ショナルとして、患者さんの主訴を改善することが仕事である。どんな難しいことも簡単に解決してしまう。プロとはそうありたい。しかし、実際はやってもやっても症状がとれない、あるいは納得してくれない患者さんが存在する。どんなに治療を行ってもうまくいかない場合どうしたらよいのであろうか。正直「これ以上はできない」と思っても、それを言ってよいものであろうか。そこでこの患者さんに、「咬み合わせを何十年も調整し続けても、治らない患者さんもいる」「患者さんの思うとおりに治療することはできない」「通い続けてくれているのに治してあげられない」と話をすると、その患者さんは、「先生が治してくれるのを信じて通院しているのだから、先生が弱音を吐いてはダメだ」と逆に励まされてしまった。

　信じてついてきてくれる。本当にそうであろうか？　確かに、治らなくて来なくなった患者さんは大勢いる。その一方で、実は同じように何年も通って来てくれる患者さんも少なくはないのである。

　治らなくても何年も通ってくる患者さんは、それぞれ何らかの意義を感じているのであろう。元メイヨクリニック精神科の丸田俊彦先生は、症状がよくならなくても、ずっと通い続けてくるだけで治療は成功していると言っている[3]。何とかしようと努力することは大切である。ただその一方で、医療は誰のものであるかをいま一度考える必要がある。医療者は、余裕をもち、より客観的な立場で患者さんや疾患と向き合うことが求められている[4]。

　本書はこのような考えをもとに、医療者の心構え、ラポールの築き方、診断、治療についての考え方など、症例を交えて解説する。筆者の経験と考えが読者の先生方の臨床に少しでも役に立ち、一人でも多くの患者さんが救われることになれば幸いである。

　なお、本書で呈示した症例は、筆者が似たような症例を組み合わせて作成した架空のものであり、掲載した写真等もイメージとして使用していることをお断りしておく。

【参考文献】

1） パトリック・ルモワンヌ，小野克彦・山田浩之訳：偽薬のミステリー，紀伊国屋書店，東京，2005：86
2） 島田 淳：臨床・ドットコム メンタルな問題を抱えた患者にどこまで対応すべきか．アンクルダイヤモンド，36(2)：111-123，2011．
3） 丸田俊彦：顎関節症 サイコセラピー入門―触るな・逃げるな―．顎関節誌，21：80，2009．
4） 島田 淳：日常臨床での歯科心身症患者への対応について．日本歯科心身医学会雑誌，32(2)：60-73，2017．

CONTENTS

2 はじめに

1章 歯科医師のプロフェッショナリズムを考える

10 **1** もっと咬み合わせを高くしてください！
難症例への対応を考える

14 **2** いつまで治療費を払えばいいんですか？
歯科医師の使命と責務

20 **3** いま向かってます！
終わらない診療とプロフェッション

28 **4** のどが苦しくて飲み込めません！
感情とプロフェッショナル

34 **5** 態度が悪い!?
コミュニケーションとカンバセーション

40 **6** 私、寂しいの……
コミュニケーションスキルを考える

46 **7** ここが正しい咬み合わせです！
強迫観念とコントロール願望

52 **8** 泣きながら帰りました
言葉は薬？　凶器？

58 **9** できないと言いたいけど……
医学の不確実性

66 **10** やめてください！
インフォームド・コンセントを考える

2章 診察・検査から診断へ

74 **1** 異常ないと言われましたが……
医療面接を考える

80 **2** 断腸の思いでお話しします
本当の主訴とは

86 **3 顎がズレてきます**
歯科医師は現場でどう考えるのか？（臨床推論）

92 **4 私の言うとおり治してください**
自覚症状を他覚所見で説明できるか？

98 **5 やっと見つけましたよ**
MW分類とは

104 **6 顎がピキピキ鳴るのは治りませんか？**
病気と健康の関係

---

3 章 治療とその効果

110 **1 咬み合わせを治してくれればいいんです！**
真の治療効果とは？

116 **2 口の中がしょっぱくなった！**
プラセボと4ステップマーケティング

122 **3 頭の先から足の先まで**
普通とは

128 **4 しっくりしない人たち**
触らないという選択

134 **5 歯を抜かれちゃったんですよ**
コンコーダンスと SDM

140 **6 先生は死んだと聞きましたが……**
コミュニケーションがとれない患者さんへの対応

---

4 章 患者さんから学ぶ

148 **1 17人目の歯科医師です**
医学は科学ではない

156 **2 私の生命線です**
患者さんから学ぶ

162 **おわりに ～憂鬱でなければ仕事じゃない～**

1章
歯科医師のプロフェッショナリズムを考える

1 もっと咬み合わせを高くしてください！
難症例への対応を考える

「病気は人間が自らの力をもって自然に治すものであり、

医者はこれを手助けするものである」

ヒポクラテス

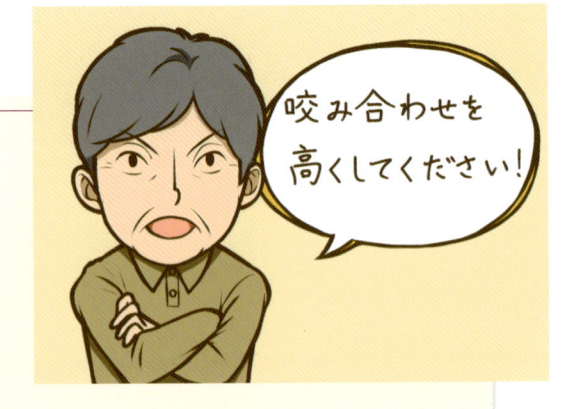

患者：高句して代、63歳、既婚女性、事務員

主訴：咬み合わせが低い

現病歴：28年前、ゴルフ中にゴルフボールが右側顎関節部を直撃。その後、顎関節痛、咬合違和感、頸部痛などが出現。近隣の歯科医院へ通院し咬合調整をはじめとした咬合治療が行われるが改善せず、大学病院に紹介で来院。現在も継続し、咬合治療が続いている

既往歴：とくになし

現症（当時）：開口量44㎜。右側顎関節痛。右側顎関節部、咬筋部、胸鎖乳突筋に圧痛。咬合違和感、右側半身の腕、腰、足の痛みを訴える

診断：顎関節症（右側咀嚼筋痛障害・顎関節痛障害）、咬合違和感症候群

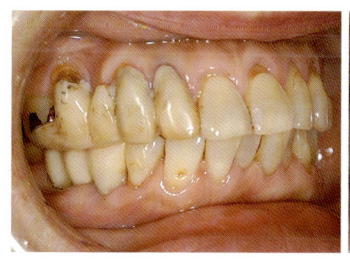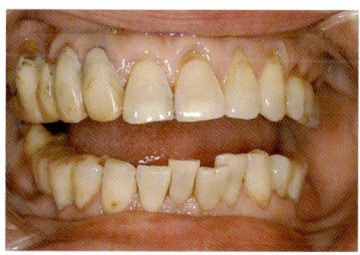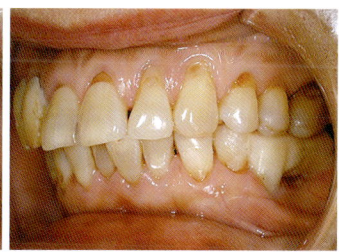

図❶　現在の口腔内写真

「右の前と奥は当たっているけど、真ん中は当たってない、でも全体的に低い感じ。左は全体的に低い。右側の身体全体が痛い」

この28年間、1、2週に1回、ユニットに座るなり、毎回このような言葉が繰り返されてきた。そして、して代さんから、次々に吐き出される言葉を聞きながら、そのたびに CR（コンポジットレジン）を添加、削合を繰り返し、1時間ちかく調整を行い、ようやく最後には「かなりよくなった」という言葉をもらい治療は終了する（図1）。また、次回来院時には時計が巻き戻ったかの如く、同じ言葉と治療が行われていくのである。

して代さんは、筆者が大学院を卒業し補綴の医局に残ったときに、紹介で来院した。ゴルフボールが顔面直撃してから、咬合違和感をはじめさまざまな全身症状が出現し、何軒もの歯科医院で治療するも治らないということから治療が始まった。筆者の大学院での研究テーマは、「顎口腔系の状態と全身状態の関係に関する研究」であり、臨床ができなければ研究の信ぴょう性がなくなると考えた筆者は当時、率先して難症例を引き受けていた[1]。当時、なんだかわからない症状は、みな顎関節症として扱われ、咬合がすべての原因であるという考えが主流であり、これが事態を複雑化していたのである。

そしてそのころ、筆者がもっていた武器は、スプリントと咬合調整しかなかった。これで症状が改善しない場合は、お手上げである。しかし、大学病院を背負っているからには放り出すことはできない。当時、大学を卒業して5年目で、当然技術的にだいぶ未熟であったと思う。しかし、やってもやっても低い、咬む位置が違うと言われ、どうしようもなくなり、とにかく患者

さんの言うとおりに実行してみた。何も考えずに毎回、患者さんの指示どおりに調整を行うことを続けていったところ、みるみる状態は悪くなっていき、やはり、医療者が主導で治療していかなければダメだということがわかった。

　しかし、やってもやってもダメとは、どういうことであろうか？

　いま、当時を考えると、診断を行うに際して、問題があったのではないかと思う。ここでいう診断とは、心理社会的要因や精神医学的疾患をはじめとした医学的疾患への理解、さらにはエビデンスへの考慮など、いまでは当たり前となっていることである。当時は、いまほどいろんなことがわかっていなかったとはいえ、反省すべき点は多い。

　現在、筆者は初診時、十分な医療面接を行い、さまざまな要因について理解しようとつとめ、咬合が主訴であっても治療に入る前に十分なインフォームド・コンセントとセルフケア指導、運動療法などを行うよう心がけている。それでもすべての患者さんを Happy にできるわけではないが、咬合を治す前に咬合の違和感が改善した患者さんも経験している。して代さんも発症のきっかけがゴルフボールであることを考えれば、もともと咬合に手をつける必要はなかったのではないか。もし最初に異なった対応がなされていれば、この30年近い暗黒の時代は幕を開けなかったのではないか。いまも顎関節症や咬合違和感といった難症例の患者さんが、相変わらず来院しているが、その症状悪化のほとんどに歯科治療が関係している。最初のアプローチを間違えなければ、日本全国の難症例は減るのではないかと思っている。

　いまも、して代さんは、相変わらず１、２週に１回のペースで通院してきている。して代さんにとって、通院が生活の一部となってしまっているのかもしれない。過去を振り返ってもしょうがない。前を向いて歩いていくしかないのである。

　医学はある意味積み重ねである。患者さんから臨床を教わってきた。筆者は本当にそう思っている。

難症例への対応を考える

　医療を行うための基本能力は診断力である。しかし、歯科医師は歯科疾患

図❷　近年の日本の医療における大きな変化

をいかに上手に治すかということに気をとられ、歯科疾患をもっている人間（患者さん）を相手にしているということを忘れがちではないであろうか。

　近年の日本の医療における最も大きな変化は、医者中心の医療から患者中心の医療となるとともに、疾患中心の医療（Pathogenesis）から予防、健康増進（Salutogenesis）への考え方の変換である（図2）。それゆえ治療においても急性疾患への対応から、慢性疾患への対応や、また顎関節症、非歯原性歯痛、舌痛など目に見えない疾患への対応が求められている。

　すなわち、治癒することが難しい慢性疾患への考え方を知る必要がある。つまり、疾患が生活習慣と密接に関係している場合も多く、生活習慣や悪習癖の是正などセルフケア指導が必要であったり、痛みや違和感などの感覚に対する認知の歪みを変える必要もある[2]。疾患を治すのは患者さん自身であり、現在の自分の対峙する疾患について理解し、セルフケアを行えるようになるための疾患教育（患者教育）が重要となってくる。

　多種多様な患者さんを画一的に捉えると押しつけの医療に終始することとなる。治療をうまく行うには、患者さんの特性、行動様式、態度をよく知り、患者さんを、悩みをもった人として認知することが必要である。こうした対応を行うことが、患者さんとのラポールを築く助けとなるだけではなく、難症例だけでなく、通常の治療においても治療成績の向上につながるのである。

【参考文献】
1 ）島田 淳：メンタルな問題を抱えた患者にどこまで対応すべきか．デンタルダイヤモンド，36(2)：111-123，2011.
2 ）島田 淳，根橋杏未：顎関節症のセルフケアを知っていますか．デンタルハイジーン，38(11)：1242-1258，2018.

2 いつまで治療費を払えばいいんですか？
歯科医師の使命と責務

「医学の技とは、自然が病気を治療している間に患者を退屈させないことにある」

ソクラテス

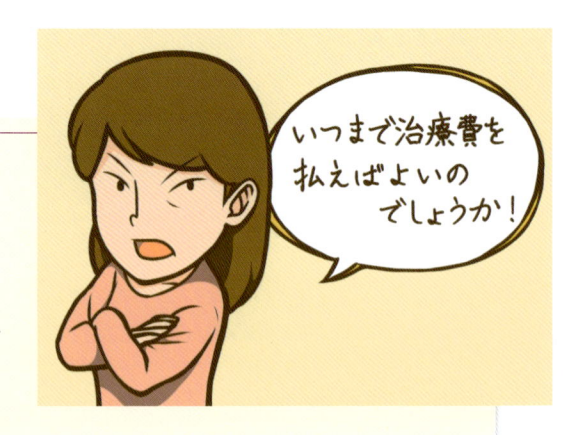

患者：真駄払 う乃、38歳、既婚女性、
　　　自営業

主訴：食事ができない

現病歴：8年前、審美歯科専門の歯科医
　　　　院で前歯部を補綴し、その後臼歯部を補綴したところ、咀嚼ができなくなり、顎関
　　　　節痛、頭痛、めまい、耳鳴り、頸部痛、肩部痛が生じ、口も開かなくなる。以来、
　　　　何軒かの歯科医院で、治療を行うもやればやるほど症状は悪化、全然食事ができな
　　　　くなり、前医から紹介されて、大学病院に勤務していた筆者のところに来院した

現症：自力開口量32mm、強制開口量38mm。左右顎関節、咬筋、側頭筋、胸鎖乳突筋に圧痛。
　　　開口時左右顎関節、咬筋に疼痛あり。咬合不安定

診断：顎関節症（左右咀嚼筋痛障害、左右顎関節痛障害、左右顎関節円板障害）
　　　咬合違和感症候群

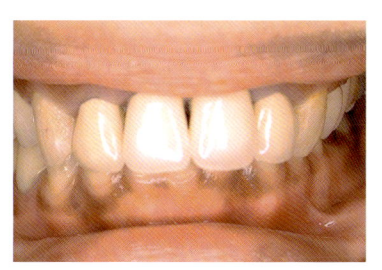
図❶　初診時の口腔内写真

　「歯科治療が原因で悪くなったのに、何で医療費を払い続けなければならないのでしょうか？」。筆者はう乃さんにこう言われて、言葉に詰まった。

　う乃さんは、初診時38歳、女性。筆者が担当し始めてからもう15年になる。初診より8年前、30歳のころに、歯をきれいにしようと審美歯科専門の歯科医院に行き、前歯部を補綴、その後臼歯部の補綴を行ったところ、だんだんと咀嚼できなくなり、顎関節痛、頭痛、めまい、耳鳴、頸部痛、肩部痛を生じるようになり、口も開かなくなってしまった。以来、何軒かの歯科医院で、治療を行うもやればやるほど症状は悪化、全然食事ができなくなり、前医から紹介されて、大学病院に勤務していた筆者のところに来院した。

　臨床的所見としては、自力開口量32㎜、強制開口量38㎜、左右顎関節、咬筋、側頭筋、胸鎖乳突筋に圧痛。開口時左右顎関節、咬筋に疼痛がみられた。咬合高径が低くなり、下顎が後退してしまっているようで、確かに顎位は不安定であった（**図1**）。睡眠時ブラキシズムの自覚はない。仕事は事務系の仕事で、週5日ほとんどがデスクワークであり、TCH（Tooth Contacting habit：上下歯列接触癖）の自覚がある。症状は、起床時にはとくに強いということはなく、どちらかというと夕方から夜にかけて症状が強くなるそうであった。実際、咬み合わせは安定しておらず、咀嚼できなさそうであり、初診時う乃さんはずいぶんと苛立って見えた。

　顎関節症症状があり、まずそれを改善しないと咬み合わせる位置がわからないので、セルフケアを指導し、スプリント療法を行いながら咬み合わせを診ていく[1]と説明すると「咬む位置がなんですぐにわからないんですか！」

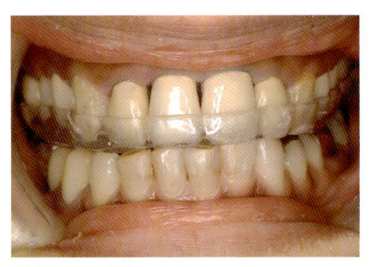
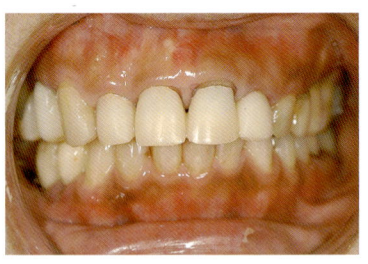

図❷　スプリント療法　　　図❸　プロビジョナル装着

　と怒り始めた。客観的所見があり、治療は必要であるが、う乃さんは審美治療から症状が始まったこと、やればやるほど悪くなることから、医療不信になっており、治療自体が難しいだけでなく、う乃さんの協力を得るためうまくコミュニケーションをとり、インフォームド・コンセントを行い、治療していく必要を強く感じた。しかし、パーソナリティーな問題や心身医学的な問題がからんでいる可能性も強く、気が重くなったが、大学病院に所属する立場としては、逃げるわけにもいかず治療を行うこととなった。

　当時は、マニピュレーションなどの運動療法を積極的にはやっていなかったが、セルフケアとスプリント療法にて徐々に症状は改善していった（**図２**）。また、症状の改善に伴い徐々にう乃さんは心を開いてくれているようではあったが、相変わらずいつも苛立っており、診療する時間がくるのが憂鬱であった。その後、開口量も40㎜を越え、筋症状も落ち着いてきた。顎位も、次第に戻ってきたようで、臼歯部が次第に咬み合わなくなっていった。スプリント上で、ある程度顎位が安定してきたこともあり、実際の咬合を治していくため、中心位で付着した模型上にてプロビジョナルレストレーション（以下、プロビジョナル）を作り、置き換えていくこととした。

　しかし、実際プロビジョナルにしてみると、デュアルバイトなのか、咬合位が安定しない（**図３**）。筆者の技術にも問題があるのかもしれないが、中心位で調整するも咬めないと言う。「もっとこの位置にしてくれると咬んでる感じが出る」との、う乃さんの意見も聞かざるを得ない状況となり、だんだんと「患者さんの言いなりの治療」となりそうであったが、実際う乃さん

の言うとおりの位置で調整してみると、「鳥が食べてるような感じでしか咬めない」という状態となった。最初は「なんで咬み合わせがすぐわからないのか！」と苛立っていたう乃さんも、「咬み合わせは本当に難しいのですね」と理解してくれるまでにはなっていた。こうして試行錯誤的となった治療中にう乃さんがつぶやいた。「最初は何ともなかったのに、歯をきれいにしたいと思ったばかりにこんなことになってしまったのですよ。いつ治るかわからない状態になってしまった。歯を治して悪くなったのに、なんでずっと治療費を払わなければならないのでしょうか？」。暗い顔で、つぶやくう乃さんを前に筆者は何も言えなかった。

　歯科における難治性の疼痛のほとんどが、歯科治療をきっかけとして始まる。場合によってはスケーリング程度からでも始まってしまう。あるいは、軽度の顎関節症であったのに、歯を削られ、合わないスプリントにより、奈落の底へ落とされるように、どんどん症状が悪化し収拾がつかなくなることも現実には存在し、それを考えれば歯科を受診しないほうがよかったのではないかという場合もあると思う。

　それゆえ、現在では様子を見ること、何もしないことの大切さが叫ばれているわけではあるが、その一方で患者さんが苦痛を感じる期間をなるべく短く、早期に改善させることも臨床医の使命であり、患者さんの自然治癒力・適応能力をいかに引き出し、早期に日常生活に支障のない状態にもっていくかが、顎関節症初期治療の基本ともされている[1]。とくに、う乃さんのように咬合にも考慮する必要がある症例については、現在、まず何をすべきかという診断能力が重要となる。

　う乃さんは、その後、筆者が顎関節マニピュレーション[2]を覚え、施行することで症状はだいぶよくなった。それでもまだ完全によくなっていない部分もあり、最終の補綴物はまだ入っていないが、食事もできるようであり、雰囲気もずいぶんと穏やかな感じとなっている。

　医療において医療者は、治療結果にまで責任はないとされているが、何か起きたときに歯科医師に責任が生ずることは当然である。今回、幸いよい方向へ向かったので安心したのであるが、問題が生じたときに患者さんが長く

つらい人生を歩むことになることを考えると、治療を行うということの重さをもう一度考えなければならないであろう。

歯科医師の使命と責務

　医療契約は、民法656条において準委任契約であるとされている。たとえば、家を建てるときに建築会社とかわす契約は請負契約であり、民法632条において結果を保証すべきものとしている。医療においては、医療の不確実性という言葉があるように、治療を行えば必ず皆治るというものでもない。そのため、医療（診療契約）は最善の行為を保障するものであり、その行為によって生じた結果まで保証するものではないとされている。

　とはいえ、確かにいままでとくに問題がなかったのに治療後、問題が生じれば、それは信頼を失うだけでなく、クレームあるいは訴訟へと続く可能性もある。

　たとえば、う窩が深かった場合や慢性根尖性歯周炎など、治療前には痛みがなかったのに治療後から激痛となったときに、十分にインフォームド・コンセントを行っておかないとトラブルとなる場合もあるのは周知のことである。ただ非定型歯痛を始めとした難治性の疼痛は、歯科治療がきっかけで発症することが多いとされている。「この歯を削られてから痛みが治まらない」「このブリッジを入れてから頭痛や肩こりが始まった」などと言われ、口腔内や咬合を診ると、確かに問題がありそうな場合もあるが、問題があるようには見えない場合も多い。また、患者さんの訴える治療経過や前医の説明の有無などは、患者さんの主観を基準として話が始まっているときが多く、その訴えが事実に基づくものなのか、患者さんの意見や考えが基になっていないのかを見定めることが大切である。

　顎関節症は、その症状が自然経過のうちに徐々に改善していく、いわゆるself-limited な疾患であることが知られている。治療効果について考えるときに、真の治療効果だけでなく自然経過やプラセボについても考慮しなければならない（図4）。「患者よ、がんと闘うな」で有名な近藤 誠氏は、著書『医者に殺されない47の心得』の中で、「日本人は世界一の医者好きの国民であ

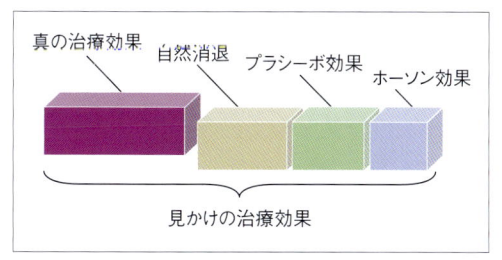

図❹　治療効果（矢谷博文：顎関節症治療のエビデンス.
阪大歯学誌，49(2)：19，2005.）

る。飛んで火に入る夏の虫のように、医者に自分から近づいていって命を落
としたり縮めたりしている人が多すぎる」と述べている。「年間ひとり平均
14回前後、先進国平均の２倍以上も病院に行っている」そうであり、「病気
の９割は、医者にかかったからといって治るわけでも、回復が早くなるわけ
でもなく、逆に副作用や後遺症のリスクはとても大きい」らしいことから、「医
者はヤクザや強盗よりタチが悪い」と述べている[3]。その一方で、自然が一
番という、世に広く信じられている信条のために薬を飲むことを拒む人もい
る。これを信奉する医師は、自然は賢いのだから、自然に任せていれば体は
自分で最善のことをするという考えのもとに「医学の技とは、自然が病気を
治療している間に、患者を退屈させないことにある」と述べている[4]。

　ただ実際には、患者さんが自分で治すと言っても、罹患している疾患の知
識とセルフケア指導とともに必要な治療を行い、またインフォームド・コン
セントに合わせて疾患教育（患者教育）を行うなど、何もせず、ただ治るの
を待っているよりは、適切な介入を行ったほうが早く治るケースも多く、歯
科医師の裁量が重要となることはいうまでもない。

【参考文献】
1）島田　淳：歯医者に聞きたい　顎関節症がわかる本．口腔保健協会，東京，2016.
2）顎関節症臨床医の会編：顎関節症運動療法ハンドブック．医歯薬出版，東京，2014.
3）近藤　誠：医者に殺されない47の心得　医療と薬を遠ざけて、元気に長生きする方法．アスコム，
　　東京，2012：3-14.
4）Jerome Groopman and Pamela Hartzband；堀内志奈（訳）：決められない患者たち．医学書院，
　　東京，2013：13-40.

3 いま向かってます！
終わらない診療とプロフェッション

「やれ打つな　蠅が手をする　足をする」

小林一茶

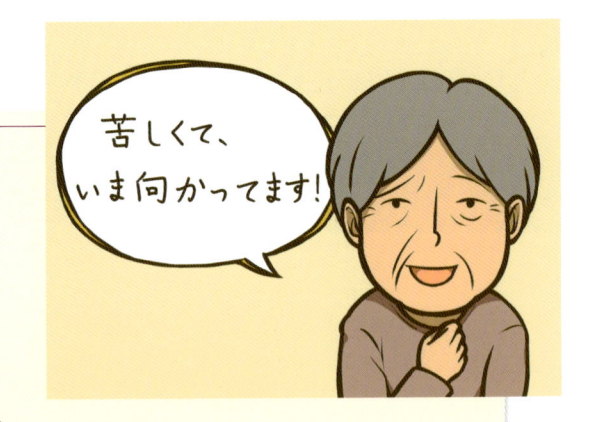

患者：又 いく代、61歳、既婚女性、
　　　　主婦

主訴：咬み合わせが悪い

現病歴：5年前に $\boxed{7}$ が痛み、抜歯して
　　　　インプラントとなった。最初に舌が痛み出し、そのためにしゃべりにくくなり……と、
　　　　どんどん症状が出現。その後何軒もの開業医、大学病院を転々とし、何回も全顎的
　　　　に咬み合わせを治すが、やればやるほど悪くなり苦しくて息もできない状態となる

既往歴：卵巣腫瘍（8年前）

現症：開口量42㎜

触診：とくに問題なし

咬合状態：顎位不安定

診断：咬合違和感症候群、舌痛症

「前の担当医に優しい先生を紹介してくださいといったら先生を紹介され
ました」。電話口で、いく代さんはそう話し始めた。

「咬み合わせが合わないので、具合が悪く毎日寝込んでいる」。通院歴を聞
くと関東の主だった歯科病院は網羅されていた。大学にいたときならともか
く、開業医としては普通なら何とか断ることを考えるところであるが、負け
戦となることを覚悟しつつも、ひょっとして自分なら何とかなるのではとい
う思い（レスキューファンタジー）と、頼まれると断れない性格が加わり、
いつものように引き受けてしまった。

それから数日後、いく代さんはご主人と一緒に、2時間以上電車を乗り継
ぎやってきた。最初の印象ではそんなに調子が悪そうに見えなかった。主訴
は「咬み合わせが悪い」。そのために「しゃべりにくい、咬めない、口が開
かない、舌が歯にぶつかり痛い、顎が右へ引っ張られている」ということで
あった。8年前に卵巣腫瘍で手術。手術後左手がしびれる、耳が聞こえない、
目がかすむなどの症状が出現するが、原因がわからなかった。その後、リハ
ビリを兼ねてダンス教室へ通うようになったら次第に症状がよくなってきた
そうである。5年前に右下の歯が痛みだして歯科医院へ行き、$\overline{7}$は抜歯し
てインプラントとなった。インプラントを入れたときからいく代さんの苦悩
が始まった。最初に舌が痛み出し、そのためにしゃべりにくくなり……と、
次々と症状が出現。その後、何軒もの開業医、大学病院を転々とし、何回も
全顎的に咬み合わせを治すが、やればやるほど悪くなり苦しくて息もできな
い状態であるとして、筆者を紹介されてきた。ただしゃべれないと言いなが
らもよくしゃべり、どちらかというと付き添ってきたご主人のほうがとても
具合が悪そうに見えた。

顎位は確かに不安定であり、咬合に問題があるようにも思えた（**図1**）。
しかし、これまでの経過からいきなり咬合を治していくのは当然、危険（筆
者にとって）と思われたので、スプリントでまず顎位の安定を図り、症状の
変化を見ることとした。スプリントは、いく代さんの希望で下顎を作製した
（**図2**）。顎位はかなり不安定であったが、中心位にて犬歯でガイドするよう
に調整するとその直後から、口の中が広く、舌が当たらず楽になり、症状も

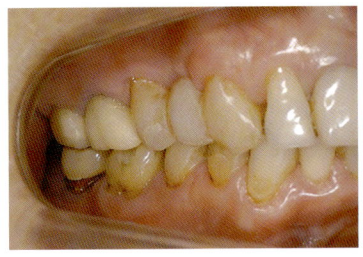

図❶　口腔内写真

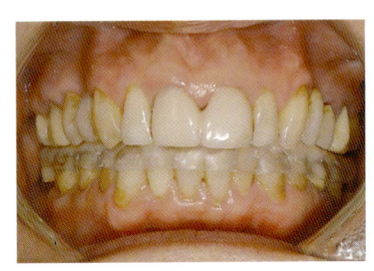

図❷　スプリント

軽減したため（自覚症状ではあるが……）、実際に歯のほうを治していくこととした。

　顎位が不安定なケースにおいて、犬歯ガイドを作ることで、顎位が安定し、いろいろな症状が軽減することがある。今回は、中心位から咬頭嵌合位への右側偏位があったことから、右側方へ偏位しないように右側の犬歯にコンポジットレジンにてガイドを付与した。その直後から、いく代さんは「口の中が広くなった、顎が動かしやすくなった、舌痛が減少した」と喜んだ（**図３**）。そうかこれは咬合が問題だったのか。と、ほっとしたのも束の間であった。

　翌日の朝、クリニックの電話が鳴った。いく代さんのご主人からであった。「調子が悪いので、いま向かっていますからよろしくお願いします」。次回の予約は１週間後の予定である。いやな予感がした。「だんだん左側の臼歯が下がってきて、左側が狭くなり、舌が痛くて苦しい」ということであった。確かに左側の臼歯部が咬合しなくなっていたので、臼歯部のブリッジを外し

先生が今日は右の上を足してくれた。

口の中がパァーと広がった。顔のヒフがゆるみ、目が大きくなったように思えた。外はみぞれ混じりの雪が降っていた。少しでも早く家へ帰ろうと歩き駅に向かう途中で歯が平らになってきて、また口の中が小さくなったように思えた。でも急いでいるので頑張って電車を乗り継いでいるうちに、下あごにゆるみがでてきていい感じになってきた。出っ張ってイヤだった私の歯が引っ込んできて鏡を見ていないがいい感じになってきた。どんどん歯が、口の中が変わる。先生が一緒に治そうと言ってくれた言葉が（何を言っても怒らないから）一言がとてもうれしく、この状態を忘れないうちに少しでも書き留めておきたくて思わず電車の中でペンをとりました。

図❸　診療後に書いた文章を翌日持参した

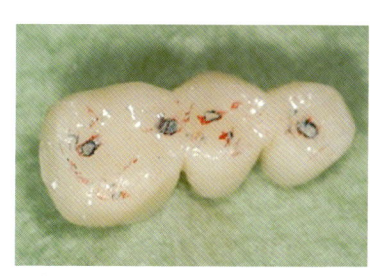

図❹　左下臼歯のプロビジョナル

プロビジョナルとした（**図4**）。治療後、時間が経って症状が変わるのが怖いとのことで、外で昼食をとってもらい、午後また診ることとなった。食事をしてしばらくするとだんだん臼歯が低くなり、顎が引っ張られるとのことで再度調整を行った。結局、その日は外へ行ったり待合室で待っていたりで、他の患者さんの合間に診療することとなり、朝10時から17時まで帰らなかった。よくなりましたとやっと帰ったのも束の間、電車に乗ったら顎が動いて苦しいと電話があり、途中で引き返して来たのでまた調整を行った。そして翌朝、再びクリニックに電話が鳴り響いた。いく代さんのご主人からである。「調子が悪いので、そちらに向かっています」。そして、その日も朝から晩まで診ることとなった。

　2ヵ月ぐらいそんな状態が続いたところで、いく代さんに「咬み合わせだ

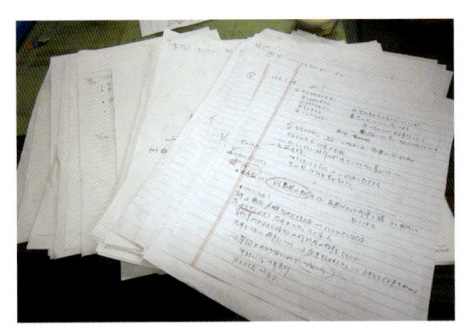
図❺　治療時の医療面接記録の山（4ヵ月）

けで治すのは難しいかもしれない」という話をした。その晩ご主人から「家内は先生から治らないと言われたと泣いて寝込んでいます、どうしたらいいのでしょうか？」と電話があった。精神的疾患が関係している可能性を説明したが、「咬み合わせだけよくなれば治るはずだ」と、ここまで手をつけてしまって、いまさら咬み合わせは関係ないとは言えず、しかも、ご主人の電話の後ろから「苦しんでいるってもっと言って……」と、当時話題になったささやき女将のようにいく代さんがささやいているのが聞こえ、何を言っても無駄だと思い、「もう少し頑張りましょう」と言うしかなかった。

　いく代さんは、主だった施設に何ヵ所も行っており、そのなかに知り合いの先生がいたのを知り、連絡をとってみると「身体表現性障害、パーソナリティー障害ですね。薬を飲むことを拒否され、結局来なくなりました。先生のところに行っているなら注意したほうがいいですよ」という返事が返ってきた。やはりそうであったか。咬合は確かに問題があるが、自覚症状が強すぎるとは思っていた。ただもう引き返せない。こうなったら、どちらかがギブアップするまでとことんやるしかない。そう決心するしかなかった。

　結局4ヵ月間頑張った。来院日数は60日にもなる。しかも大体1日7〜8時間である（**図5**）。筆者もさすがに電話に出るのが怖くなるほど精神的にも限界が来ていた。1日居座るため患者さんが減った。待合室で同じ系統の患者さんともめ、なぜ彼女だけ優遇するのかと非難もされた。そうして4ヵ

月過ぎたころ、いく代さんから電話があった。「先生が一生懸命やってくれるのは感謝しているが、体がつらくてしばらく通えません」。その言葉を聞きながら、筆者は身体の力が抜けるのを感じた。そして、その後いく代さんが再び来院することはなかった。

　1年ぐらいたったある日、いく代さんから急に電話があった。「調子が悪いので近くの歯科にかかっているが、よくならなくて寝込んでいる……」。ついに来たか。筆者は背筋が寒くなるのを感じた。ただ次の言葉は「先生には一生懸命診てもらって感謝しているが、先生のところは遠いのでいまの状態では行けない」ということであった。結局、いま受けている治療に関しての相談であった。その後数年にわたり、たまに電話があり、現在の治療といまいかにつらい状態か、毎回1時間ぐらい話を聞かされるが、再び来院されるのが怖くておとなしく聞いていた。ただささすがに長時間話を聞くのは無意味に思えたので、あるとき、意を決して「精神的な問題もあると思うので、一度精神科などで診てもらったらどうですか？」と話したところ、「診てくれと言っているわけでもないのに、先生までそんなこと言うのか！」と怒ってしまい、その後、再び電話がかかってくることはなくなり、ようやく平和が訪れたのであった。

🗨 終わらない診療とプロフェッション

　「医学の不確実性」という言葉がある。現代の情報社会のなか、患者さんはインターネットなどを通じてさまざまな情報を手に入れることができる。そして、病院へ行けば病気は必ず治ると考え、医療者に対し完全な情報とプロセス、完全な結果を求めだしている。病院で死亡することに納得いかない患者さんが訴訟を起こし、医者が逮捕されることが起こり得る時代である。医療者は、訴訟のリスクを逃れるため過剰な検査や投薬を行う。患者さんは、知識を膨らませ、より多くの検査とデータをほしがる。検査ですべてを判断し、人間を見ていないのは、実は患者さんのほうであるともいわれている[1]。お互いの被害者意識の芽生えと増大、情報の非対称性、疑心暗鬼、医療者と患者さんの認識差をどう埋めるか、という問題のなかで、われわれ医療者は

プロフェッショナルとして患者さんが「医療の不確実性」を受け入れることを助けるとともに、患者さんの信頼を勝ち取るためにあらゆる努力をすることが求められている。さらには、高度な不確実性に対処することもプロフェッショナルの要素であるとされている。

　一方、歯科医師は技術優先という考え方のなかで、理想的モデルを指標にしすぎているのではないだろうか。「ちょうど」が存在しない人はいる。歯科医師は、どんなケースにでも「ちょうど」があるという信念をもっている人が多く、一生懸命治療してしまうからうまくいかなくなることが多いのではないかと、北里大学精神科の宮岡　等先生は言う[2]。どうしても治らないものは確実に存在し、われわれ歯科医師は、プロフェッショナルとして素直になぜ治らないかを考えることが必要である。

　咬み合わせの問題で寝込んでしまう。何軒もの歯科病院へ行っても治らない。よく考えれば通常は起こり得ないことである。今回の問題は、最初に口腔内の問題と全身症状についての患者の考えを明らかにするとともに、できること、できないことを分けて考えることが必要であったと思われる。とはいえ、スプリントで症状が軽減した状況で、咬合に問題が見つかったとすると、それを放置することができるであろうか？　ただ、自覚症状と客観的所見の整合性を考えるだけではなく、患者さんそのものを見て、手をつけた場合に問題が自分に降りかかってくることを想像し、治療を行う覚悟がつねに必要なのかもしれない。

【参考文献】
1 ）村田幸生：なぜ、患者と医者が対立しなければならないのか？―医療の不確実性の認識をめぐって．へるす出版，東京，2011.
2 ）玉置勝司，和気裕之，宮岡　等：口腔と心身―精神医学ではどう診るか？．デンタルダイヤモンド，32（13）：25-48，2007.

コミック雑誌なんかいらない！

「俺にはコミック雑誌なんかいらない。俺のまわりはマンガだから」

筆者は学生時代、あるロックライブで、内田裕也氏の唄うこの歌を聴いた。気がつけば、もう30年以上も昔の話である。

当時、毎日朝まで飲んでいた筆者の周りは、まさにマンガのようにさまざまな出来事が通りすぎていき、確かにコミック雑誌などいらなかった。

その後、歯科医師となった筆者は、次第に多くの難症例に遭遇していくのである。どんな症例にも真っ向勝負を挑んでいった筆者のもとには、どんどんと難症例が山積みとなり、大学病院の待合室は、具合が悪くて長椅子に横たわる患者さんで溢れ、診療の終わりもだんだん延びていき、最後は22時をすぎることもしばしばであった。大学病院事務から、自分でカギを閉めて帰ってくれと言われた歯科医師はおそらく筆者ぐらいであろう。さすがにこのときは、毎朝、通勤時に電車のホームから一歩前へ出れば楽になるのかなと思ったこともある。そして、このような毎日に負けて大学を退職したわけであるが、いつの間にか、また同じような状況となっていった。

しかし、ここ数年、筆者も人生経験を積んで少し大人になれたのか、どのようなときも慌てず騒がず、物事を客観的に見られるようになったようである。難症例に対しても、たいていはどう切り抜けたらよいのか、おおよその見当がつき、スリルを楽しめるまでになってきた気がする。

臨床における事実は、小説より奇なり。相変わらず、コミック雑誌なんかいらないのである。

4 のどが苦しくて飲み込めません！
感情とプロフェッショナル

「我々の仕事とは、つまりは分厚い人間図鑑のページをランダムにめくっている
ようなものである。我々は怒りよりも好奇心で向かい合うのが正解なのであろう」

春日武彦

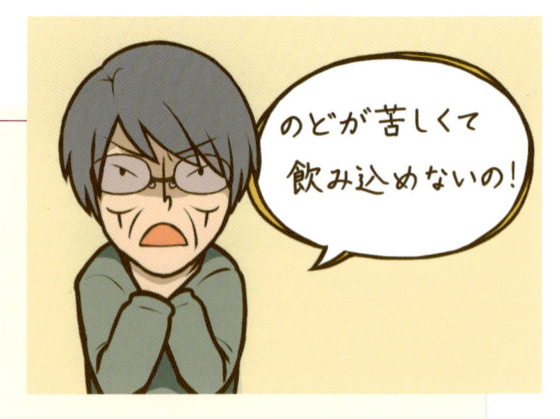

患者：よし子さん、61歳、未婚女性

主訴：のどが苦しくて、飲み込めない

現病歴：35年前、急に全身的な症状出
　　　　現。歯科治療が原因であるとし
　　　　て、咬合治療を開始するが、どんどん症状が悪化する。とくに筋肉が硬くて口が動
　　　　かず苦しい

既往歴：過敏性大腸炎、緊張型頭痛

現症：開口量46㎜、顎関節症症状なし。咀嚼筋が硬いと訴えるが、触ると軟らかい。
　　　下顎頭の変形は重度

診断：咬合違和感症候群

この年の正月は、執拗なメール攻撃で始まった。

　「顎の筋肉が硬くてのどが苦しい。食べ物が飲み込めなくてパニックになっています。助けてください」

　1月1日の17時ごろから4通、24時から明け方まで5通。

　「咬み合わせはそれほど変わってないのですが、顎や首の筋肉が硬くて飲み込めないのです。咬み合わせの調整で楽にしてください。明日の朝クリニックの前で待っています」

　「母親も心配していて、一緒に行くと言っています。お願いですから返事をください」

　「メールを見てください。もうパニックでたいへんです。飲み込めないと死んでしまいます……」

　よし子さんは、筆者がこの書籍を執筆するきっかけとなった患者さんである[1]。いやな予感はあった。年末に休みはどうしているかと聞かれ、うっかり旅行に行くが1月1日には戻ると言ってしまい、内心「しまった」と思っていたら案の定であった。よし子さんは、このところだいぶ調子がよくなり、プロビジョナルの部分を徐々に補綴し、あと少しというところまで来ていた。ただ昨年12月に入ってから、乳がんが発覚し、体調を崩したこともあり、最近は言わなくなっていた「のどが詰まり、飲み込めない」という症状が再発してきていた。

　12月の初めには、のどが苦しくて、夜中に救急車で病院へ行ったそうであるが、どんなに検査しても原因はわからなかったという。ただ以前と違うのは、「咬み合わせが合わなくて、のどの動きが悪く、食べ物を飲み込めない」という訴えが、今回は「咬み合わせはそれほど合わなくはないが、筋肉が硬くて飲み込めない」そうである。それなら歯科の出番はないのであるが（以前の状態でも出番はなかったのではないかと、いまは思っているが……）、咬み合わせの調整により体の筋肉が軟らかくなると信じている彼女は、医科の先生よりも私を頼ってきてしまうのであった。

　よし子さんとの死闘は、早い話が身体表現性障害やパーソナリティー障害など精神科的病名をもった、咬合違和感、顎関節症、全身症状を訴える患者

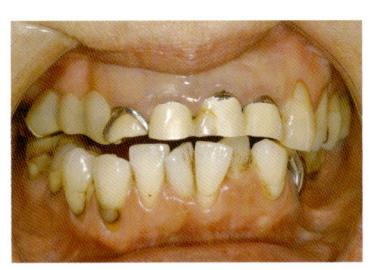

図❶　死闘の末に辿り着いた口腔内の状態

さんの咬み合わせの治療を行ってしまい、たいへんなことになったということである（**図1**）。

　この当時、よし子さんの治療を始めてから10年ほど経ち、まだ治療中であったとはいえ、そのたいへんさは初診時の比ではない。あいかわらず神経内科、耳鼻科、整形外科……と数多くの科に通院している。新しく行った病院で担当医の態度が悪かったといって事務に怒鳴り込み、事務長、院長に謝罪させ、治療費だけでなく交通費まで返してもらったとよく息巻いていた。

　よし子さんを診はじめたころ、受付はじめスタッフに対して本当にきびしかった。「受付が私を見て笑った」「衛生士が私を睨んだ」「電話に出た者の対応が悪い、名前を教えろ」などきりがないくらいに思い出される。筆者にとってもいままで経験したことがないくらいの診療に対しての敏感さや注文の多さ、そのあまりに執拗な電話やいつの間にか知られてしまったメールアドレスへの大量のメールに対して本当に憂鬱であった。なかには妄想からくるのではというような内容も多々あった[1]（**図2**）。

　よし子さんの治療を始めた10年近く前は、実際に咬合調整をずいぶん行った。しかし、最初はやればやるほどよくなっていたのが、途中から調子が悪くなってきた。あるとき、これはおかしいと思い、咬合紙を咬ませ、咬んでない所をシリコーンポイントでこするというような咬合調整したふりをしてみた。なんと咬合調整したふりでも症状はみるみるよくなるのである。これに気づいてからは、実際に咬合調整はしていない。していないので、調子が

> 私は、中学、高校とほとんど学年で、400人中、5番以内に入っていたのですよ。
> 私の友だちは皆そうです。
> ……大なんかに行った人はいません。一応、お知らせしておきますが、私の出身
> 高校は……、大学は、……です。悪しからず。裏口で……大に入った男を知って
> おりますが、何でも金でどうにでもなるような大学なんですね。自然と、金に敏
> 感な人が多く、親が資産家だというだけで偉ぶっているんですから、始末に終え
> ません。自分には金が無いくせに、親の金で商売して、社長さんなんて呼ばれて
> いるんですから、バカ丸出しでしょ？　女は金と職業目当てに寄って来ると思っ
> ているのですから、本当のアホです。上智や東大で、こんなアホに出会ったこと
> はないので、想像できません。
> 先生の治療の努力は買います。悲しくなった？　私の方がもっと悲しくて、悲し
> くて、涙が滲んできています。その涙をこらえて、このメールを打っているのが
> お分かりですか？
> 悔やんでも悔やんでも、悔やみきれません。
> ……大の……なんかに治療してもらったことを。殺してやりたいくらいです。涙
> なんか出ませんよ。

図❷　送られてきたメールの１例

悪くなったといっても全然焦ることはなくなった。臨床において、このちょっとおかしいと思う感覚とかぎ分ける能力が必要である。

　よし子さんには、結局１月２日に呼び出され、この削ったふりにより、筋肉は動くようになり（本人の自覚では）、飲み込めるようになった。ただなぜ呼び出されることになったのであろうか？　これは初診時の筆者の対応がよし子さんの咬合と症状とを関連づける認知を強め、何でも言うことを聞きすぎたことからよし子さんに依存されてしまったのであろう。ちなみに、この「のどがつまる、飲み込みにくい」症状が、どんなに検査をしても異常が見られないときは、咽喉頭異常感症、ヒステリー球、転換性障害など精神神経科領域の疾患であることが疑われる。よし子さんは10年近く、抗不安薬（デパス）を服用し依存状態になっていたが、近年、服用量をだいぶ減らせてきている。また、顎や首の筋肉が硬いことについてルミックス２という半導体レーザーを首に当てたらかなり調子よくなったらしく、今度はレーザーに依存してしまい、頻繁にレーザー治療を受けに来るようになってしまった。咬

み合わせの呪縛からは解放できたのであるが、根本的に依存しやすい性格なのであろう。

 ## 感情とプロフェッショナル

　一般臨床において、診療がうまくいかない、スタッフがうまく動いてくれないなど、誰でもイライラした経験が少なからずあると思う。

　「感情とプロフェッショナル」について考えるとき、「いかなるときも冷静であるのが、プロフェッショナルである」ということに異論はないであろう。診療においての感情は、医療者と患者の相互作用から生まれる。当然、感情に振り回されることで、誤診や訴訟のハイリスクが生じる。また、最も時間を無駄にするのは、感情的に苛立っているときであるという。ではどうすれば、感情のコントロールができるのであろうか？　一般的には、自分の感情を使いこなす能力やスキルを高める、自己洞察を深める、などということが考えられる。EBM（Evidence-Based Medicine）を知らない先生はいないと思われるが、NBMをご存じであろうか？　NBM［Narrative-based Medicine；ナラティブ・ベイスト・メディスン（物語に基づいた医療）］とは、患者が対話を通じて語る病気になった理由や経緯、病気についてどのように考えているかなどの「物語」から、医師は病気の背景や人間関係を理解し、患者の抱えている問題に対して全人的（身体的、精神・心理的、社会的）にアプローチしていこうとする考え方である。このナラティブを感受できる能力を磨くということも感情をコントロールするうえで大切である。

　宮崎 仁先生は「医者はムカついてはダメですか？」と題された文章のなかで、図3に示すような「臨床医が気楽にできるナラティブアプローチ」について書いている[2]。まず、ソクラテスが言ったとされる「無知の姿勢」。さまざまな訴えをもち、言っていることがわからない患者さんに遭遇したときに、感情的になりがちであるが、そんなときには怒りよりもその患者さんに対して興味をもち、患者さんから教えてもらう気持ちで接することが大切であるとしている。

　次に「問題の外在化」。物事をつねに客観視することの重要性については

①無知の姿勢
　　患者から教えてもらう、怒りより好奇心
②問題の外在化
　　客観視することによる自己肯定
③振り返りの効用
　　事後的な振り返り

図❸　臨床医が気楽にできるナラティブアプローチ
(参考文献[2] より引用)

ご存じのとおりである。筆者の大好きな ARB というロックバンドがあった。いつもライブは総立ちで筆者も学生時代に恥ずかしながら前に走って行って拳を振り上げていたものだが、ボーカリストの石橋 凌氏は「どんなにテンションが上がっていても、ステージ横からとか俯瞰からとか会場の一番後ろからとか、もう一人の自分がライブ全体を冷静に見ていなければならない。客観性がもてたステージのほうがいいライブになっていたと思う」と言っている[3]。つまりは「興奮して仕事をしてはいけない」ということである。実際、感情的になってよかったためしはない。感情的になればなるほど泥沼にはまっていく。最近やっと筆者は、感情的になってきたとき、ふと我に返ることができるようになってきた気がする。「あれ、なんかまずい方向にきているな、いけない、冷静に」と自分に言い聞かせ、感情的になるよりは、その場をいかに冷静にしのぎ切るかを優先に考えられるようになってきた。

　最後に「振り返りの効用」。事後的な振り返りを行うことで、「問題」を別の視点から眺める、「問題」をかかえている自分を眺められる位置に立つことができるといわれている。これも物事を客観視することができるようになるためのスキルである。

【参考文献】
1）島田 淳：メンタルな問題を抱えた患者にどこまで対応すべきか．デンタルダイヤモンド．36(2)：111-123．2011.
2）宮崎 仁：感情とプロフェッショナリズム　医者がムカついてはだめですか？：白衣のポケットの中　医師のプロフェッショナリズムを考える．医学書院．東京．2009：164-173.
3）石橋 凌：表現者　我　語る　魂こがして．株式会社カンゼン．2011.

5 態度が悪い!?
コミュニケーションとカンバセーション

「コミュニケーションとは結果を出すことである」

松本 大

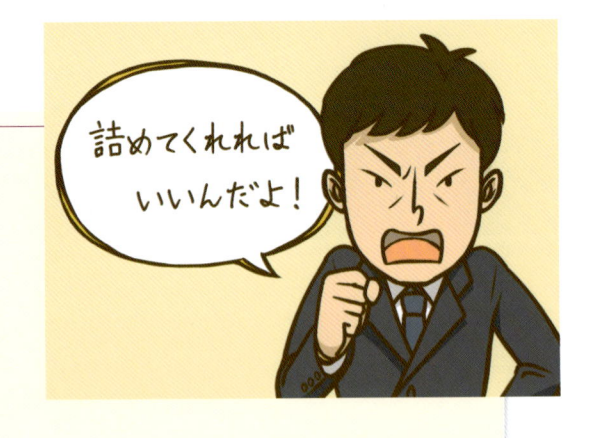

患者：態度悪男、42歳、既婚男性、
　　　会社員
主訴：右下臼歯部に食べ物が詰まる
診断：$\overline{7}$ 根尖性歯周炎

　いつものように忙しい夕方の診療中、カルテの隅に「態度悪い」（**図1**）と書かれているのが目に入った。筆者のクリニックは、代診の先生が何人かいて、基本的には担当医制であるが、曜日が合わない場合、治療を急ぐ場合などは、何人かの歯科医師で診ることがある。

　悪男さんは、近くの会社に勤務する会社員である。$\overline{7}$ に物が詰まることを主訴に来院（**図2**）。症状がないことから、詰めて終わることを望んだら

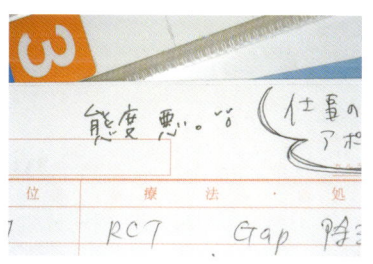

図❶　カルテの片隅に「態度悪い」という メモ書きが……

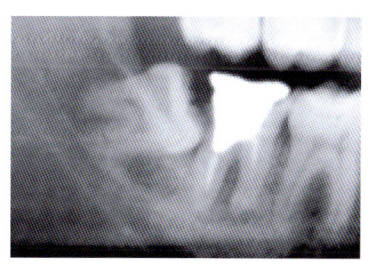

図❷　初診時パノラマX線画像（一部）。7┐遠心部にう蝕を認める

しいが、遠心部がう蝕となっており、根尖病巣とサイナストラクトがあるため、担当医がこれを説明して治療をすることになったらしい。まあ、治療したほうがよいであろう。しかし、すぐに仮封が取れたことと、補綴物除去後、歯質が薄くなっていることからTEKとするために歯を削られたことに対して不満があり、担当医とトラブルになりかかっていたようであった。

　術者がよかれと思って処置したことでも患者さんが理解をし、納得していなければ、どんなによい治療であっても「余計なお世話」である。筆者は、これはまずいと思い、とりあえず悪男さんの思っていることを聞いてみた。すると、症状がないのに治療されたこと、歯を削られて小さくなってしまったこと、智歯を抜かなければいけないと言われたことに不満があるとのことであった。

　担当医は、おそらくはきちんと説明をしたと思われる。しかし、患者さんが理解し、納得していなければ、説明はなかったことと同じになってしまう。そのまま治療が進んでいくと、術者と患者さんとの溝はさらに深くなり、転院してしまうか、どこかで爆発してしまうこととなるであろう。悪男さんの場合、もう一度治療の必要について説明して納得いただき、智歯は抜歯し、最終補綴物を装着して、治療は無事終了した。

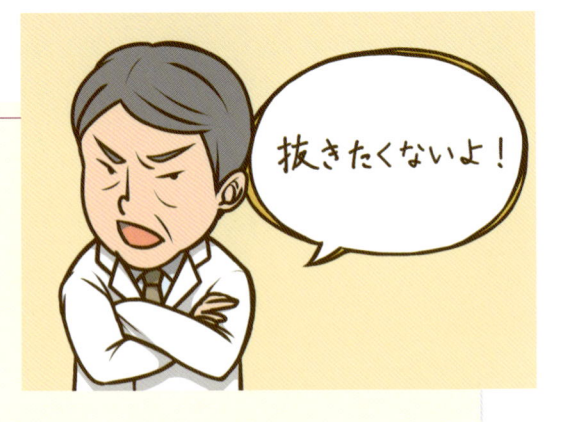

患者：気 難志、52歳、既婚男性、
　　　医者
主訴：咬むと痛い
診断：⌐7歯根破折

　さて難志さんも同様な症例であった。咬合痛を訴え来院した難志さんの担当医は、当該歯である⌐7が破折している疑いがあることから抜歯を勧めた。しかし、抜歯はいやだという難志さんとの間で意見が合わず治療に入れない状態であった。担当医から頼まれ、実際X線写真を見ると近心根は破折していて病巣は大きい（**図3**）。どうしても抜歯を拒む難志さんに対して、近心根は破折しているので抜歯になるが、遠心根は保存できるかもしれないので治療してみる。予後が悪ければ遠心根も抜歯することを提案したところ、いままでこわばっていた難志さんの顔が少し和らぎ「それでお願いします」とのことで治療を進めることができた。結局、近心根は抜歯になったものの遠心根は根管処置後、症状消失、6番とのブリッジで補綴することができた。最初の担当医から、「どうしたら納得してもらえたのですか？」と聞かれたが、筆者には特別な説明をしたつもりはなく、逆に不思議な感じがした。
　医学として理想とされる治療がある。しかし、身体は患者さんのものであり、医療はあくまでも患者さんが主体として進められなければならない。
　患者さんは心配を抱えて来院する。まずその心配事を聞き、悩みに対して共感をする心をもつことが大切である。

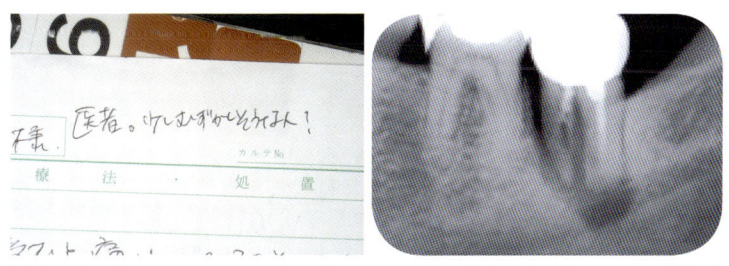

図❸　左：難志さんのカルテの片隅にあったメモ書き。右：難志さんの初診時のＸ線画像では、「7の近心根の破折と大きな根尖病巣を認めた

🌸 コミュニケーションとカンバセーション

　この書籍で取り上げる患者さんたちは特別な患者さんに思えるかもしれないが、悪男さん、難志さんのような症例は普通に存在すると思う。現在、日本の保険医療制度のなか、薄利多売的な診療を行わなければいけない状況でよい治療を行おうと思ったときに、歯科医師は少ない時間のなかで、自分の頭のなかで治療を組み立て患者さんに説明はするものの十分理解したかどうか、患者さんがどんな考えをもっているかを確認するのは難しいことかもしれない。しかし、自分の考える最良の治療をしっかり行うことだけ考え、患者さんの気持ちを置き去りにしていないだろうか？　病気であるはずの患者さんが、医者に気を遣い、クリニックのスタッフに気を遣い、言いたいことを言えない状況に置かれていないだろうか？　歯科医師と患者さんは対等ではありえない、両者の間には大きな壁があることをつねに忘れてはならない。そこに存在するコミュニケーションの不全の原因は、医師のもつ頭の固さに起因するところが大きいといわれている。この大きな壁を乗り越えるためには、歯科医師個人のコミュニケーション能力の向上、学習、訓練が不可欠といえる。

　コミュニケーションと一口にいってもそのレベルはさまざまである。挨拶はコミュニケーションの第一歩であり、「寒いですね」「忙しいですね」などの言葉に対し、これをそのまま返すことでとりあえずのよい関係は築ける。

しかし、単なる挨拶や情報の伝達は仕事をするうえでのコミュニケーションとしては物足りない。「コミュニケーションとは結果をだすこと」とマネックス証券 CEO の松本　大氏は述べている[1]。話をする、連絡をする、報告する。これだけではコミュニケーションではなく、単なるカンバセーション（会話）である。自分の意思や考えを相手に伝え理解してもらう、同時に相手の言いたいこと、考えていることを取り出し理解すること。ちゃんとした目的意識をもち、お互いに真意を伝え、受け取り、そのうえで何らかの結論を必ず出すことがコミュニケーションであり、目的意識をもつことが大切であると松本氏は言う。

　確かに自分の考えを理解してもらうことも大切であるが、相手の考えていることをうまく引き出し理解すること、とくに治療においては、患者さんの希望や現在の状況、説明、治療方針に対しての理解の程度を聞き出すことが重要である。とくに近年、患者満足度には、治療効果よりも患者さんとのコミュニケーションのよし悪しが多大な影響を与えており、「治療的自我（therapeutic self）：薬としての医者」、すなわち、医師自身の人柄が患者さんの病を癒すことに影響を及ぼしているとされている。

　患者さんは、とにかく自分の悩み、苦しみを知ってほしいのである。とくに問題のありそうな患者さんほど治療に入る前に時間が許すかぎり、患者さんの話を傾聴することが必要である。忙しい診療のなかで時間を割くことは難しいかもしれないが、後でトラブルとなるよりはましである。顎関節症患者さんに対して、歯科衛生士が担当となり患者さんの話を聞き、それを治療に役立てている診療所もある[2]。人は話をすればするほど落ち着く。トラブルとなりそうな場合、相手の話をさえぎりこちらの言い分を主張するのではなく、とにかく話を聞く、話しやすいように相槌をうち、誘導してやる。そうすると次第に相手は落ち着いてくる。話を聞くことで、患者さんの訴えと得られた所見との関係をなるべく客観的に説明し、患者さんが何を望んでいるのか、要求をかなえることは可能なのかどうかを明らかにし、説明する（インフォームド・コンセント）ことでトラブルをかなり防ぐことができるといわれている[3]。

患者さんは、歯科では歯科に関連した訴えを、医科では医科に関連した訴えを行う。当たり前のことである。しかし、本当の問題はどこにあるかは話をよく聞いてみないとわからない[4]。

　やはり大学病院時代に、咬み合わせが気になるといって来院した患者さん（52歳、男性）がいた。客観的には、とくに咬合に問題はない。よく話を聞くと肘が痛いという。雑誌の「治らない体の症状の原因は咬み合わせの悪さにある」との記事を見て、肘の痛みが治らないのは咬み合わせが悪いからではないかと思い来院したとのことであった。すなわち、肘が痛いのが本当の主訴ということになり、肘の痛みをとるために咬み合わせを治したいということとなる。咬み合わせを治すことで肘の痛みが治ることがあるのか？　むしろ咬み合わせの治療を行うことで逆に他の問題が生ずる可能性がある。咬み合わせが悪いのは、咬み合わせの治療が原因という笑い話にもならない深刻な問題が現実には起きている。また、咬み合わせの治療を行うことが、患者さんのなかでの、咬み合わせと全身の症状という結びつきを強く認知させてしまい、患者さんをドクターショッピングに走らせることもある。一度植えつけられた認知を改善することは本当に難しい。このケースでは、咬み合わせに問題がないことから、肘の痛みと関連する可能性が低いことを説明し、終了とした。

　患者さんの気持ちを大事にすることは必要であるが、患者さんの考えで治療を進めていくこと、患者さんの言いなりに治療を行うことは、また別の問題である。あくまでも患者さんの考えを確認したうえで、客観的な事実を踏まえて診断を行い、それを患者さんにわかるように説明すること、すなわち高度なコミュニケーションスキルがプロフェッショナルである歯科医師に求められている。

【参考文献】
1）松本　大：私の仕事術．講談社＋α文庫，講談社，東京，2006．
2）中沢勝宏：症例で読む顎関節症―保存療法のすべて．クインテッセンス出版，東京，1999．
3）関根眞一：歯科医院のクレーム対応術．日本歯科新聞社，東京，2009．
4）和気裕之，島田　淳：歯科診療に心身医学・精神医学を利用しよう．第2回　心身医学・精神医学の歯科診療への応用法．月刊保団連，1035：53-57，2015．

6 私、寂しいの……

コミュニケーションスキルを考える

「一人は寂しくない。寂しいっていうのは、人と人との関係の中で起きることだから」

甲本ヒロト

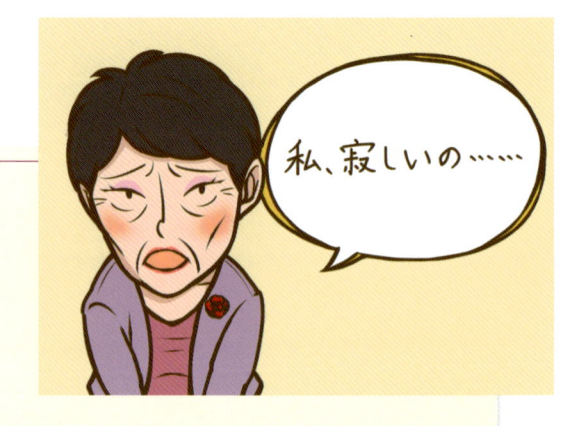

私、寂しいの……

患者：寂 志井乃、70歳、未婚女性、無職

主訴：口が開かない、口臭、のどの奥から何かが上がってくる

現病歴：6年前から口が開かなくなった。大学病院で治療するもこれ以上よくならないと言われる。精神科の先生に口臭を指摘される

既往歴：うつ病で入院

現症（当時）：開口量30㎜、左右咬筋痛、重度歯周炎

診断：顎関節症（咀嚼筋痛障害・非復位性顎関節円板障害）、歯周病

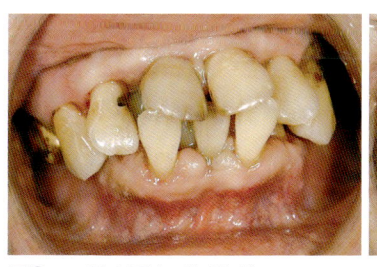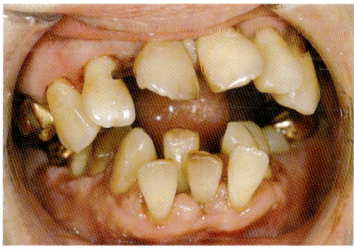

図❶　口腔内写真（初診時）

「私、一人で寂しいの」。志井乃さんは涙を浮かべながら訴えた。

こう書きだすと売れない恋愛小説のようであるが、ここは歯科診療室、場所はユニットである。

志井乃さんは、70歳、女性（**図1**）。顎関節症を始めとした歯科的な訴えはあるが、一番の問題は「横になるとのどの奥から何かが上がってくる」という症状である。志井乃さんは、現在一人暮らし。結婚歴はなく、兄弟もいない。父親を早くに亡くして、母親と一緒に生活し、母娘で花屋を経営していた。6年前に母親が亡くなってから、「のどから何かが上がってくる症状」が出現。心療内科に通院していたが、4年前に症状が悪化。近所の大学病院、精神科に半年間入院。退院後も精神科に2週間に1回通院している。横になると、のどの奥から何かが上がってくるのであるが、日中は腿が震え、手で押さえるがその手も震えるため、辛くて19時には薬を飲んで横になるそうである。開口障害は、3年前ぐらいに大学病院で治療を受けたが、これ以上はよくならないということで治療は終了したらしい。

最近、周囲から「口臭がある」「歯が汚い」と言われたことから来院した。精神科での病名は「うつ病」。のどの症状については、何回か検査したそうであるが異常なし。症状のきっかけは、母親を亡くしたことが大きいと思う。表情は暗いものの時折、笑顔をみせる。また、いつもきちんとお化粧をして、きれいな洋服で、装飾品もいくつか身に付けて来院するので、うつ病が本当にひどいという感じではなかった。口腔全体の清掃状態は悪い。薬の影響もあると思われるが、噛みしめがひどく、咬合高径は低くなり、下顎前歯は叢

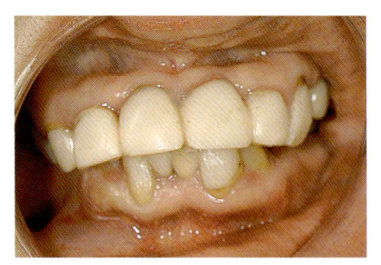

図❷　現在の口腔内（プロビジョナル
の状態）

生。上顎前歯はフレイアウトしており、歯肉の腫脹もみられ、確かに口臭が
ひどかった。

　精神疾患をもっている患者さんでも、歯や歯肉が悪くなることはある。当
たり前の話である。ただ治療に対して敏感であったり、こだわりをもってし
まったりということはあるかもしれない。それゆえ治療を行うにあたっては、
通院中の精神科医と連絡をとり、主訴と客観的な所見が合うところを通常の
処置を行い、患者さんの訴えに惑わされないことが重要と思われる。

　開口障害に対して、毎回顎関節マニピュレーションの施行とともに、セル
フケアとして開口練習を行うこととした。また、開口障害と歯列の問題でス
ケーリングを行うにも器具が口腔内に入らないので、しばらくは筆者が歯ブ
ラシや歯間ブラシなどを駆使して、歯周処置を行うこととした。

　治療開始から半年ぐらいして開口量は少しずつ増え35㎜ぐらいまで改善
した。開口量の増加にともなってブラッシングしやすくなったためか歯肉の
状態もよくなってきた。症状が改善してきたこともあり、前歯をプロビジョ
ナルにしていった（**図2**）。毎回の治療は、精神科での治療のこと、日常生
活や昔の話などを聞くため、大体いつも１時間はかかっていた。このころに
は、症状も少し改善したようで、表情も明るく、服装もやや派手になり、電
車で少し遠くへ買い物にも行けるようになっていた。

　そんなある日、志井乃さんの調子が急に悪くなっていたのである。表情は
暗く、「のどに上がってくる」「腿が震える」症状が強くなり、毎回「だんだ

ん悪くなっている」と訴える。そこで、何があったのか話を聞いてみることとした。

志井乃さんが調子を落としたのは、近所の友人たちから現在の症状について、気にしすぎであることや、自分で病気を作っているなどと思われ、もっと頑張るように言われたらしい。志井乃さんはもう誰とも会いたくないと涙を浮かべた。うつ病の患者さんには励ますことは厳禁である。励ますとさらに努力しようとして症状が悪化するため、これ以上努力は無理と思うと自殺してしまうこともあるといわれている[1]。

もう1つの原因は、精神科の担当医が女性から男性に変わったことである。「話を聞いてくれない」「先生が嘘をつく」「薬を変えてくれない」「先生がいたずら電話をしてくる」と言う。

たぶんそんなことはないと思うので、妄想がひどくなっているのかなという印象である。

1時間ぐらいの診療時間内のほとんどで話を聞いていたこともあり、「歯科に来ることだけが楽しみ」と言うようになった。ただ筆者としては、あいかわらず症状は悪い状態であり、診療が終わってユニットから起き上がるときに、ふらつく志井乃さんに手を差し伸べたときに「私一人で寂しいの」と涙を浮かべられてしまった。しかし、これは歯科医師としての自分にできる範囲を超えてしまったのかもしれない。

このような対応困難な患者さんに対し、医療者が疲弊した状態になってしまうのは「巻き込まれるから」、とくに「治療に使う労力でなく、病気でない部分に巻き込まれる労力」が問題となる。この根本的な原因は「治療者がメンタル障害に対しての正確な知識がないから」であり、「知識を得ることで病気への対応のみならず、病気でない部分の問題に巻き込まれるのを防ぐこともできる」といわれている[2]。

そう考えていくと、筆者の志井乃さんへの対応で一番問題なのは、筆者が彼女を甘やかして、彼女が自立していくことを阻んでいたのではないだろうか？ 患者さんに泣きつかれると、ついつい甘やかしてしまい、なんでも聞いてあげたいと思ってしまうが、優しくしてあげることは、必ずしもよいこ

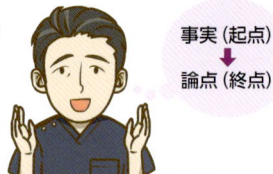

1. 論点（終点）を明確化したうえで会話を進める
2. 事実を起点に話を始める
3. いま話している事柄を、経路と全体像のなかに位置づける

事実（起点）
↓
論点（終点）

会話をしながら、頭のなかでつねに論理を組み立てる！

図❸　コミュニケーションスキル上達のコツ

とではない。

 ## コミュニケーションスキルを考える

　コミュニケーションの習得に必要なのは、「対人間関係力」と「論理的思考」である。「対人間関係力」とは、「会話のスキル」「相手の感情を扱うスキル」が含まれ、「論理的思考」としては、「相手の考えていることを引き出すためにどのような質問や反応を示せばよいか」「相手の発言の論理をどのように組み立てればよいか」が含まれる。これらを鍛えることがコミュニケーション上達の秘訣であるといわれている[3]。

　コミュニケーションを上達させるためのコツを図3に示す[1]。

1．論点（終点）を明確化したうえで会話を進めること

　解決すべき問題を言葉で表すことが大切である。曖昧な認識のまま問題を解決しようとしてはいけない。問題とは「現状とあるべき姿のギャップ」であり、いま何が起きているのか（現状）を把握するとともに、現実的に可能なこと（あるべき姿）を明らかにして問題を見つけることが必要である。

2．事実を起点に話を始めること

　どこまでが事実で、どこからが患者さんの判断意見なのかを明らかにする。患者は主観的な意見をあたかも事実であるように話すため、話の内容が「事実なのか、意見なのか」を見極めることが重要である。実際に起きたこと（事実）を再構成することで、その事実に対する多様な見方を提供することで、

表❶ 5W2H2P のフレームワーク

- Why：何のために？＝目的軸
- When：いつ？＝時間軸
- Where：どこで？＝空間軸
- Who：だれが？＝人間軸
- What：何を？＝機能軸
- How：どうやって？＝手段軸
- How Much：いくらで？＝経済軸
- Priority：最も大事なのは？＝優先順位軸
- Pre-Condition：前提となっているのは何か？＝条件軸

患者さんの（歪んだ）認知を修正する機会に繋げられる。

3．いま話している事柄を、経路と全体像のなかに位置づけること

　話を進めていくうえで、解決すべき問題の本質を見極め、具体的に知るために、問題が起きた背景をいくつかの要素に分解して、整理しながら話を進めることが大切であり、これには「5W2H2P のフレームワーク」が役に立つ[3]（**表1**）。

　通常、患者さんは自分の症状を悪化させている、自分のなかの問題に気がついていない。

　コミュニケーションスキル上達のためには、問題解決のために、いかに必要な情報を患者さんから引き出し、これを患者さんにフィードバックしていくかが重要となる。

【参考文献】
1）春日武彦：援助者必携　はじめての精神科　第2版．医学書院，東京，2011.
2）姫井昭男：対応困難事例に出会う医療者のための　メンタルヘルスの知識と技術．医学書院，東京，2011.
3）安保寛明，他：コンコーダンス　患者の気持ちに寄り添うためのスキル21．医学書院，東京，2010.

7 ここが正しい咬み合わせです！

強迫観念とコントロール願望

「とかくこの世は無責任」

植木 等

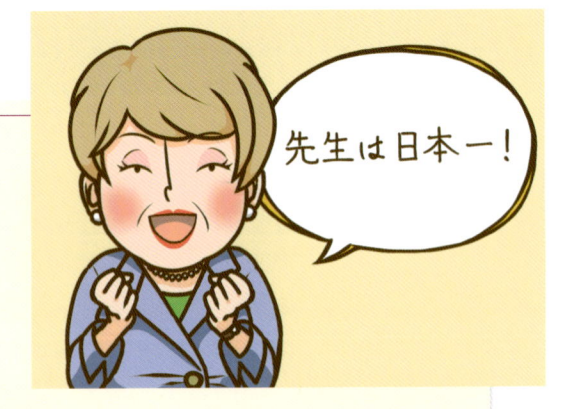

患者：誰野 瀬井代、62歳、既婚女性、
　　　会社経営

主訴：咬み合わせが合わない

現病歴：3年前に左下を抜歯してから咬
　　　み合わせがおかしくなり、咬み合わせを専門にする歯科医院へ行ったが、治療が合
　　　わない

既往歴：とくになし

現症：開口量42㎜、筋の圧痛などはない。臼歯部咬合低い

診断：咬合異常

「この先生は日本一の先生だからね」。瀬井代さんは、筆者を指さし連れてきたお孫さんに自慢げに話し始めた。

「日本一？」こういうセリフが出るのは、パーソナリティー障害など後で怖いことが起きる場合が多いので、あまりうれしくはない。また、治療に関して「器用ですね」「本当に上手ですね」と言われて他のことであれば「そんなことないですよ」と言うところであるが、一応プロとしてどう答えたものかと思い、いつも「そうですか、普通ですよ」と答えることにしている。ただ、確かに顎関節症や咬合違和感の患者さんの場合、治療がうまくいったときには本当に涙を流して喜ぶ患者さんもいる。瀬井代さんは涙こそ流さなかったものの、治療に2年ほどかかったが、やっと症状が落ち着き、最終補綴物まで装着しメインテナンスへ移行できたことを本当に喜んでくれているのであろう。瀬井代さんのこれまでの苦労を考えると、大げさに言っているのかもしれないが、落ち着いて本当によかったと思う。

　瀬井代さんは、筆者の後輩歯科医師の紹介で来院した。3年ほど前に左下の治療（⌊67抜歯）を行ったときから咬み合わせが変わり、⌈15が内側に倒れてきた気がするとのことで、咬み合わせを専門とする歯科へ行ったらしい。そこでは、X線撮影と下顎運動測定などを行い、「あなたの咬み合わせの位置はここです」と正しい咬み合わせを見つけてもらい、その位置で歯の上にレジンで作った装置を合着し咬み合わせを作った。しかし、すぐ割れてしまったため、メタルで作り直して合着したが、今度は割れない代わりにつらく苦しくなったそうである。先生に訴えても「これが正しい位置ですから、頑張ってください」と言われ、調整もしてもらえず、精神的にも追い込まれ、後輩の勤務する歯科医院でメタルを外してもらいようやく落ち着いたが、やはり咬み合わせが合わず、後輩から筆者のところを紹介されて来た。

　初診時（**図1**）、医療面接を行うと「下顎が咬んだとき右へ行く」「下顎が後ろへ下がっている感じで、左右の顎が疲れる」「後頭部頭痛、視力低下、心臓が痛くなる」などの訴えがあった。

　診察してみると、確かに中心位では臼歯が全体的に低く、とくに顎位が右側に偏位していた。開口量は42㎜と問題なく、筋の圧痛もない。医療面接を

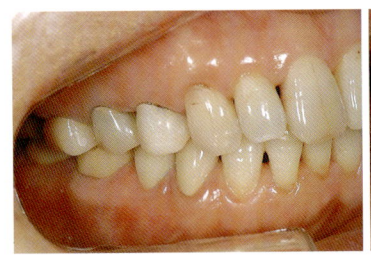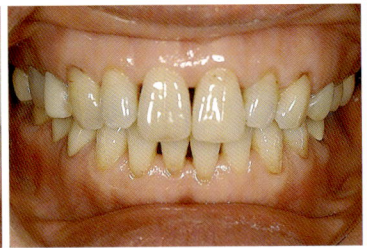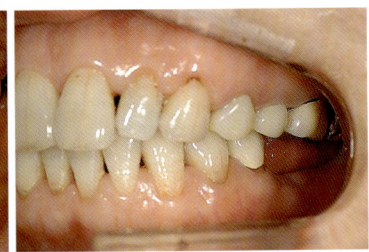

図❶　初診時の口腔内写真

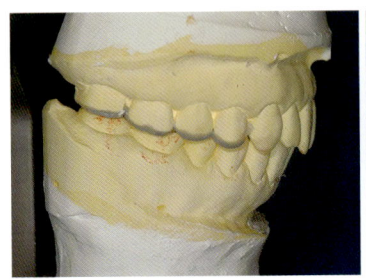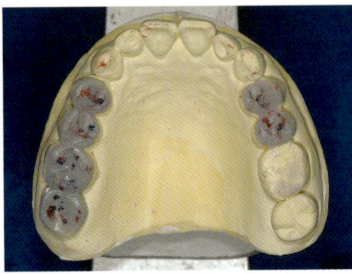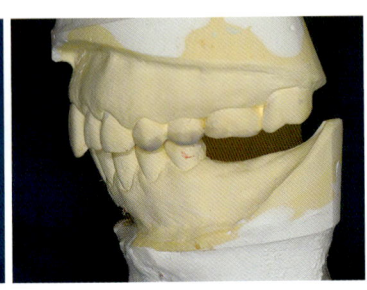

図❷　プロビジョナル製作のためのワックスアップ

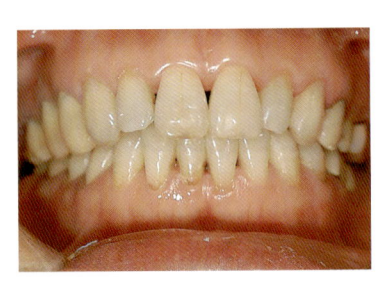

図❸　症状消退

行ってみても、心理社会的問題の影響はそれほど感じられず、単純に咬み合わせが問題であると診断した（図2）。

　下顎左側臼歯部の咬合がポイントとなるためインプラントを埋入し、全体的な咬み合わせを治していった。それでもなんだかんだで調整に苦労し、結局は2年ほどかかってしまった（図3）。まあ、何十年も治らない患者さん

も多いことを考えると、瀬井代さんの症状が落ち着くことができたのは本当によかった。

　気がつけば、治療後もう10年以上経過するがとくに問題はない。現在はメインテナンス中であるが、調子がいいためか、アポイントを忘れがちである。自営をされているが、店舗を増やし忙しいそうである。

　治る患者さんと治らない患者さんがいる。同じように治療しても治療効果に差が出る。瀬井代さんの場合はうまくいったが、治らない患者さんを山ほど抱え、忙しい毎日のなかで、筆者に技術的な問題があるのではないか、他の先生なら治せているのではないかといつも考え込んでしまう。いろんな治療があり、それぞれの治療に合う患者さん、合わない患者さんがいるのであろうか？　確かに、同じような症状を訴えていても治療による反応は同じではない。治療の基本的な部分を押さえておくことは当然として、患者さんの性質や生活習慣を含め広く診ていくことだけでなく、自分の治療をつねに客観的に評価できるかどうかが歯科医師には求められているのである。

強迫観念とコントロール願望

　歯科医師にはある程度の強迫観念が必要である。つまり自覚をともなった「こだわり」であり、ある意味通常の感覚を超えた執拗さが求められている。とくに歯科においては、技術的な問題が占める割合が多く、妥協しないこだわる姿勢が長期的な治療の予後を決めるといっても過言ではない。しかし、現在の保険制度では、歯科医師はこだわればこだわるほど、よい治療をすればするほど収入が減ってしまうという矛盾を抱えている。保険治療のなかで、診療時間を長くする、休日診療をするなど薄利多売的な治療を行わざるを得ないのが現状ではないであろうか。つまり、歯科医療は労働と対価から考えると、あきらかに過剰なサービスを提供している。また、歯科では保険で診断料が認められている項目はほとんどない。結果、何らかの治療を行わなければ収入にならない。そのために安易に歯が削られ、それがもとで咬合違和感や口腔顔面痛が生じた不幸な患者さんを増やしているのではないか？[1]。

　この現在の歯科医療の問題は、歯科医師だけの問題ではない。患者さんは

保険制度のおかげでいつでも安易に治療が受けられるため、悪くなってから治療を受ければよいという考えが一般的となっており、これが口腔内を悪化させる大きな要因となっている。また、時間軸を長く見た場合には様子を見ることも一つの治療であると思われるが、医科においても、診察・検査、診断だけで様子を見ましょうといった場合に、薬も出ないのにお金を取られたと苦情を言う患者さんも多いらしい[2]。

　医療はサービス業とよくいわれるが、患者さんによっては、サービスを無償の提供と受け取っており、薬や注射といった物品にはお金を支払うが、診断や薬を使わなくてもよいという判断は、サービスであって代価は発生しないものだと思っている患者さんもいるそうである[2]。とくに歯科では、歯科医師は何かしなければいけないという強迫観念から、痛いという歯を客観的な所見がとぼしいのに、削ってしまう、あるいは抜髄、抜歯を行ってしまい、実は歯の痛みは筋・筋膜性の疼痛など非歯原性歯痛であったなどということもある。ただ一方で、1時間近くの診察・検査、説明ののちに「様子を見ましょう」と言ったときに何もしてもらっていないのにお金を払うのですかと苦情をいう患者さんもいる。この歯が原因だから何とかしろと譲らない患者さんもいる。

　また、咬み合わせについても大きな問題がある。個性正常咬合という言葉があるが、正しい咬合というのは存在するのであろうか？　当然、補綴処置、修復処置を行っていくうえで咬合を知らなければ治療することはできない。治すうえで基準がなければ治せないのは当然である。顎位の求め方の方法はいくつかあるが、問題は顎位を決めるのは最終的には術者の感覚であるということである。とはいえ、はたして、患者さんが苦しいといっている顎位が、本当によい顎位といえるのであろうか？

　大学病院で指導医をしていた当時、研修医から、「上下の前歯の正中がそろった位置にすると臼歯が全然咬まなくなってしまうのですが、咬み合わせを全体的に治さなければいけませんか？」との質問を受けた。よく聞いてみると、患者さんはとくに症状を訴えているわけではないが、「正中があってないのは顎位がずれているからであり、顎関節症の原因となる」と本に書い

てあったので悩んでいるそうであった。その研修医には、周りにいる人の歯を見せてもらい、正中がそろっている人がいるか、また顎関節の症状があるかどうか聞いてみるように話し、納得してもらった。そういう筆者も恥ずかしながら30年ほど前の大学院当時、補綴処置を行う前には顎関節症症状がなくても必ずスプリントを入れ顎位を確認していた時期があった。

　思い入れの強すぎる医療者は危険である。自分の考えを相手に強要し、相手をコントロールせずにはいられなくなる。これを精神科の春日武彦先生はコントロール願望と呼んでいる[3]。「相手のため」と「自分のため」とが混同されるとたいへんなことになる。歯科医師と患者さんは対等ではなく、主導権は歯科医師が握っている。そのような関係においてコントロール願望を満たそうとするのは犯罪である。春日先生は、医師に必要なのは、若干のシニカルさと強迫的傾向、そして羞恥心であるとし、優しさや共感が必要なのはいうまでもないが、それは不完全な自分に対する自己嫌悪と表裏一体のものとして現れることこそが「まっとう」と言っている[3]。

　咬合についてはどうであろうか。精神科医の宮岡　等先生は、歯科医師は医師に比べ「こうでなければいけない」ということにこだわりすぎているのではないか、「ちょうど」がない人がいることをもう少し考えたほうがいい。正しい咬合を作ってみて症状が取れないので精神的な問題であるとして精神科に送られてきても、さんざん治療したうえに、咬合が関連しているという認知を植え付けられた患者さんを治すのはたいへんである。おかしいと思ったら手をつける前に相談してほしいと述べている[4]。

　まず、医療者が自分自身をしっかりコントロールするところから始めることが必要かもしれない。

【参考文献】

1）大塚ひかり：歯医者が怖い。歯の痛みは心の痛み？ 平凡社，東京，2006.
2）野笛 涼：なぜ、かくも卑屈にならなければならないのか―こんな患者−医療者関係でよいわけがない. へるす出版，東京，2009.
3）春日武彦：「治らない」時代の医療者心得帳. 医学書院，東京，2007.
4）玉置勝司，和気裕之，宮岡 等：口腔と心身−精神医学ではどう診るか？ デンタルダイヤモンド，463：25-48，2007.

8 泣きながら帰りました

言葉は薬？　凶器？

「私は、詩人になった。そして、言葉で人を殴り倒すことを考えるべきだと思った。
詩人にとって、言葉は凶器になることも出来るからである。（中略）
だが同時に言葉は薬でなければならない。さまざまな心の痛手を癒すための薬に」

寺山修司

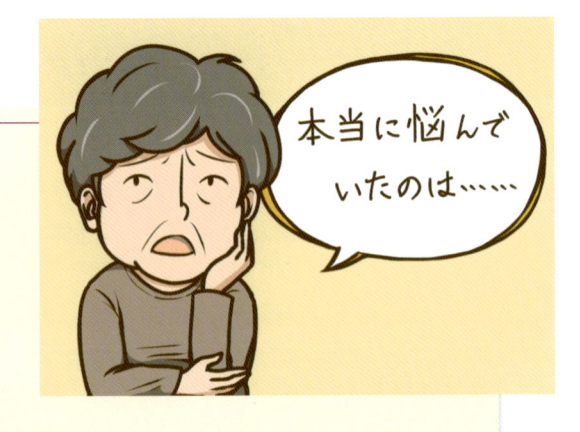

患者：泣居手 いい乃、62歳、
　　　既婚女性、主婦

主訴：歯肉が腫れて痛い

現病歴：半年前、⌊6 の根管治療を行う。
　　　その後、補綴処置まで行うが、最近歯肉が腫れてきた。ただ、筆者のところに来院
　　　した真の目的は、歯肉ではなかった

既往歴：高血圧

現症：⌊6 部歯肉腫脹　疼痛あり

診断：⌊6 急性化膿性歯周炎

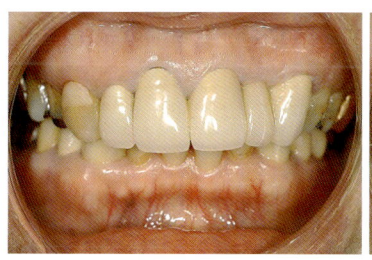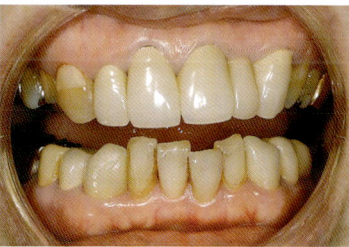

図❶　初診時の口腔内写真。左：咬合時、右：開口時

「いい乃さんは、受付で涙を流して、泣きながら帰りました」

　受付からこう言われ、絶句した筆者であったが、その後「安心してください。先生に診てもらってうれしくて涙が出てしまったそうです」という言葉にホッとしたのであった。

　いい乃さんは、62歳、女性。主訴は「左上奥歯の歯肉が数日前より腫れて痛い」。口があまり開かないとのことであったが（図1）、ゆっくりと口を開けてもらい診ると、|6 近心舌側歯肉が腫脹し動揺がみられた。浸麻して切開排膿、咬合調整を行い一息ついたところで、いい乃さんは、意を決したようにゆっくりと本当の悩みを話し出した。「実は、顎が外れやすく困っています。先生のことをホームページで知ってずっと診てほしいと思っていました。なかなか勇気が出なかったのですが、ちょうど歯肉が腫れたので思い切って来ました」。

　以前から口が開きにくく歯科治療時は苦労されていたそうであるが、半年ほど前のスケーリング時、歯科衛生士さんに「もっと口を開けてください」と無理やり口をこじ開けられ、その後口が閉じなくなってしまったという。そのときは先生に戻してもらい、その後|6 の根管治療を行うこととなり、治療のたびにバイトブロックを入れてもらっていたが、治療後に毎回口が閉じなくなり、毎回先生にガクンという音とともに戻してもらい、何とか補綴物の装着まではたどり着いたとのことであった。ただ口が閉じなくなっても、戻すときも痛みはなかったそうである。

　次のアポイント時には、歯肉は落ち着いていたので顎の診察を行うことに

した。

　自力最大開口量は25㎜。いい乃さんが怖がるので強制的に開口させることはしなかった。それでも何回か開口させると28㎜まで開口量は増加したが、左側の関節がロックしており、開口時左側への下顎の偏位がみられた。顎関節、咀嚼筋の運動痛、圧痛はない。7|は、歯性上顎洞炎で数年前に抜歯、その後より左側は咬みづらくなったので、いまは右側で咬むことが多い。症状の日内変動はなく、歯科治療以外では顎が外れたことはない。数年前までは開口時、左側の関節音があったそうだがいまはない。X線写真においては、左側下顎頭に形態変化があり、左側下顎頭は開口時あまり滑走していなかった。

　診断は、左側変形性顎関節症、左側顎関節円板障害（非復位性転位）である。6|はまだ少し強く咬合しているようであったが、左側関節がロックしているために、下顎が左側に偏位している可能性があること、歯肉の炎症、動揺も治まってきているので経過観察とした。実際、このようなケースで関節の可動域が増えて顎位がもどった場合、本当は低かったということもある。

　以上から考えると、顎が外れるというのは、無理に下顎頭に力を加え開口させたときに関節円板に乗り上げ戻らなくなるというところであろうか。顎が外れるというので診察してみると関節円板の問題であることは割と多い。いい乃さんには現状を説明しMRIを撮らせてもらった。

　右側顎関節については、下顎頭、関節窩に骨形態のあきらかな変形は認められず、関節円板の形態は正常であり、咬合時軽度の前方転位があるが、開口時復位していた。左側顎関節は、下顎頭の骨吸収、上関節腔にJoint Effusionが認められた。関節円板の形態は正常であるが、咬合時中等度の前方外側転位があり、開口時に復位は認められない（図2）。おそらくは関節円板の形態変化はなく、外側前方に転位していることから急に負荷を加えると閉口時に引っかかってしまい閉口障害を引き起こすのであろう。閉口障害がとれるときはガクッと音がするようである。

　いい乃さんには、顎が外れるのではなく、関節円板がズレるのが問題であることを説明、また治療により改善することを説明し安心してもらった。治

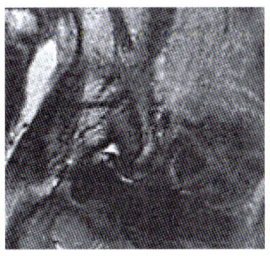
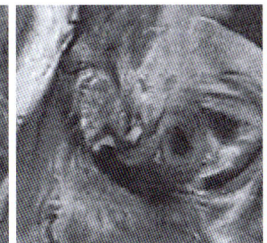
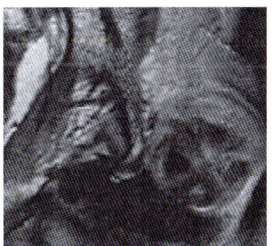

左側顎関節
Joint Effusion

左側顎関節
開口時

左側顎関節
咬合時

図❷　左側顎関節の MRI

療は左側下顎頭の可動域を広げることであり、筆者が顎関節マニピュレーションを行うとともに、自宅でもセルフケアとして、可動化訓練、自己牽引を行ってもらうこととした。実際マニピュレーションをゆっくり行ってみると閉口障害は起こらず、大丈夫なのを確認した。かなり力を入れてマニピュレーションを行ってみたが問題はなく、開口量は35㎜ぐらいまで増加した。それでいい乃さんは安心したのか、本当に悩んでいた問題をゆっくりと話しだした。

　以前の歯科医院で、治療のたびに顎が外れることから、担当医より「診療室以外で外れたら自分では戻せないので、大きく口を開けないようにしてください。食事のときも咬み方によっては外れるかもしれないので、そっと食べてください。もし外れたらすぐに連絡してください」と言われていたそうである。いい乃さんは担当医からそのように聞かされて、もし外れたら自分では治せない。外れたらたいへんだとずいぶんと悩み、日常生活では極力口を開けない、食べるものもおかゆのようなものばかり食べていた。娘さんから旅行に誘われたが、旅行中に外れたらどうしようと考えると怖くて遠くへは行く気にならなかったそうである。

　担当医は、顎が閉じなくなることについての日常での注意を、本当はそこまで強く言っていないのかもしれない。医師の説明を患者さんはほとんど理解していないということがいわれており、いい乃さんのなかでは「外れたら

自分では戻せない」というところだけが増幅され、インプットされてしまった可能性はある。

その後、いい乃さんは開口量38mm、開口時に少し左側顎関節に関節音が出現し、開口時の偏位も少なくなっていった。月1回、開口量などのチェックとマニピュレーション、少し余裕が出てきたので、歯周治療を行っている。ただ本人はまだ少し怖いようで、毎日の開口練習は少し加減しているようであるが、日常生活ではもう支障はないそうである。

先日、娘さんがメインテナンスを希望し、初診で来院したときに、いかに母親の日常がたいへんだったか、現在いかに喜んでいるかを話してくれた。近々、一緒に念願の海外旅行へ行く予定であるという。

言葉は薬？　凶器？

「私は、詩人になった。そして、言葉で人を殴り倒すことを考えるべきだと思った。詩人にとって、言葉は凶器になることも出来るからである。私は言葉をジャックナイフのようにひらめかせて、人の胸の中をぐさり一突きするくらいは朝めし前でなければならないな、と思った。だが同時に言葉は薬でなければならない。さまざまな心の痛手を癒すための薬に」。詩人、劇作家である寺山修二氏の言葉である[1]。

うつ病の患者さんに「頑張れ」は禁句であることは周知のことと思われる。春日武彦先生はご自身の患者さんである中年女性が、知人から「あら、顔がむくんでない？」と言われたことを契機に、自分が老いて容貌が衰えてしまったと気に病むようになり（内因性うつ病の前駆症状）、やがて自分には生きている価値がないとか、夫を騙していたなどと妄想的な発言に発展し、自殺念慮にまで至り入院治療を行わざるを得なくなった症例について述べている。顔がむくんでいると言われた途端に激しい不安や絶望に陥ったケースが数例あることから、この言葉にはかなりインパクトがあることと、これで自殺してしまったら、まさに言葉が人を殺したことになると記している[2]。

とくに医療の現場においては、患者さんに発せられる言葉は重い意味をもち、医療者の何気ない一言が患者さんの心を傷つける。以前雑誌の「歯科医

院で怖いことは何か」というアンケートにおいて、その上位に「歯科医の独り言」というのがあった。治療をしているときに「あっ！」とか「まずい」などと呟かれると不安になるということである。

医療における言葉の問題について山内常男先生は、病院に寄せられた患者さんからの苦情に着目している[3]。患者さんからの苦情には、無神経な医師の言葉への怒りが見てとれるとともに、その怒りが必ずしも多くの医師に伝わっていないことを危惧している。苦情は自分の行いを振り返るよい機会であり、患者さんは必ずしも医療者に高尚なことを求めているわけではなく、むしろ人間として、患者さんにきちんと対応してほしいという趣旨の指摘が少なくないことから、人間としての基本的な対応を阻む要因が医療者の日常に潜んでいるのではないかと指摘している[3]。

病人マニア（とにかく体が心配で、すぐ病院に行って検査してもらわないと気が済まない）を自称する和田静香氏は、多くの病院を受診して実際に受けたさまざまな体験から「医者の不用意な一言がどれほど患者を傷つけるか、不安にさせるか、よく考えてほしい」と訴えている[4]。

歯科医師は、言葉を凶器ではなく、良薬として効果的に使えるよう心掛け、そのスキルを磨いておく必要がある。

【参考文献】

1）寺山修司：両手いっぱいの言葉－413のアフォリズム．新潮社，東京，1997．
2）春日武彦：臨床の詩学．医学書院，東京，2011．
3）山内常男（編）：ことばもクスリ　患者と話せる医師になる．医学書院，東京，2011．
4）和田静香：ワガママな病人 VS つかえない医者．文藝春秋，東京，2007．

9 できないと言いたいけど……
医学の不確実性

「終わらない歌を歌おう　僕や君や彼等のために
　終わらない歌を歌おう　明日には笑えるように」

真島昌利

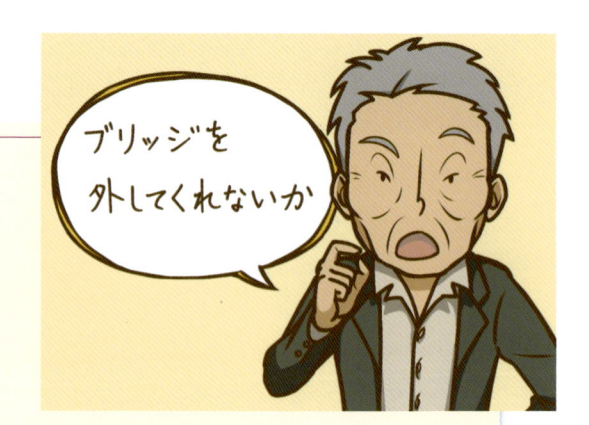

患者：盲 駄目太、64歳、既婚男性、
　　　会社経営

主訴：前歯部が狭くて嚙みしめが強く
　　　なり苦しい、顎が安定しない

現病歴：半年前に $\overline{1|1}$ を抜歯し、②1|1②のブリッジを装着してから、口の中が狭くて苦
　　　　しくなり、そのため、嚙みしめが強くなり、顎が痛く、頭痛、肩こりもひどい

既往歴：とくになし

現症：開口量52㎜。関節音、開口時の疼痛はない。左右咬筋深部、顎二腹筋後腹付近に
　　　圧痛あり

診断：咬合違和感症候群

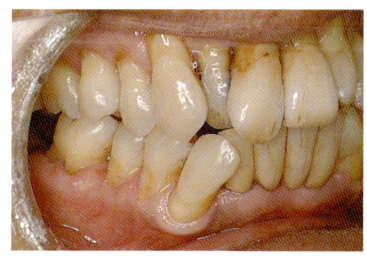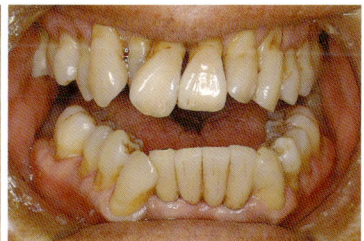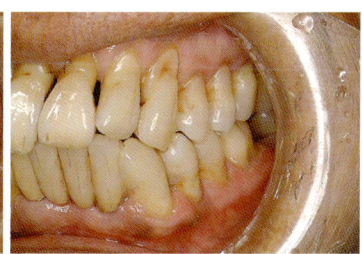

図❶　初診時の口腔内写真

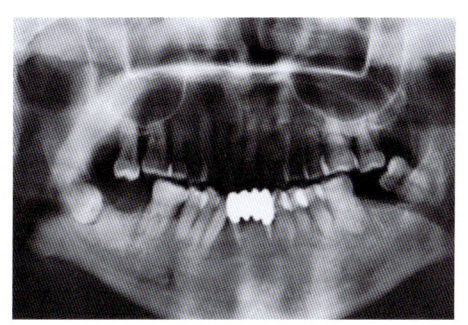

図❷　パノラマX線写真

　「下顎前歯にブリッジを入れてから前歯部が狭くて噛みしめが強くなり苦しい、前歯が当たってないので顎が安定しない。ブリッジを外してほしい」

　初診時、駄目太さんは開口一番こう訴えた。半年前に $\overline{1|1}$ を抜歯し、 $\overline{②1|1②}$ のブリッジを装着してから、口の中が狭くて苦しくなり、そのため、噛みしめが強くなり、顎が痛く、頭痛、肩こりもひどいということであった。また、前歯が当たらず顎が安定しないという。口腔内を見ると $\overline{②1|1②}$ にポーセレンブリッジが装着されていた（**図1**）。パノラマX線写真（**図2**）を見ると全体的に歯根膜の拡大がみられ、また下顎臼歯部の歯槽骨がかなり厚いこと、あきらかな舌の圧痕がみられることから、ずいぶん噛みしめが強いことが伺われた。開口量52㎜。関節音、開口時の疼痛はない。左右咬筋深部、顎二腹筋後腹付近に圧痛が、また口輪筋に強い緊張が認められた。ブ

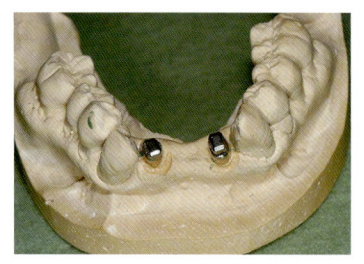

図❸ マグネットのプロビジョナルへ

リッジは②1|1②が揃えて作られていたが、抜歯された1|1はもっと頬側に傾斜していたのではないかと想像された。また、前方運動時には前歯部の接触はなかった。

　確かに前歯部が抜歯前より内側に入っていそうだし、咬み合っていないのも事実である。ただそれにより口の中が狭くなり、噛みしめは強くなるのであろうか？　前歯部のブリッジは、それほど問題ないといえば問題はない。そうすると自覚症状のみのケースということになる。それゆえ形態的に問題があるとして治療に入るのは、治療を行っても、現在の症状がとれるかどうかはわからないというインフォームド・コンセントを慎重に行った後でなければならない[1]。とはいえ、手をつけてしまえば「やっぱり治らなかったですね」とは言うわけにはいかず、手をつけるということは、相当な覚悟が必要である。ただ大学病院補綴科で咬み合わせが主訴の患者さんを断ったら、誰が診るのかという思いもあり、結局は治療を行うことになった。

　こうして模型上でプロビジョナルを作りブリッジを除去して装着したわけであるが、当然これによりくいしばりが改善されることもなく、ここから駄目太さんからの細かい指示が始まった。病院まで車で２時間以上かかるにもかかわらず、週に２回は苦しいと電話があり来院、調整を繰り返した。このころ同じように頻繁に来る患者さんが多く、とくに年末の最後の診療日、同じような患者さんが大挙して来院し、パニックに近い状態であったのを思いだす。駄目太さんは苦しいと近くの開業医でプロビジョナルを外してくるこ

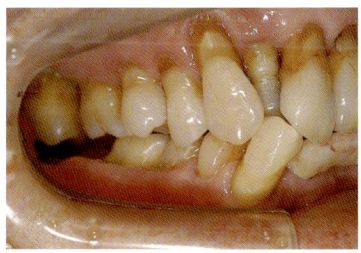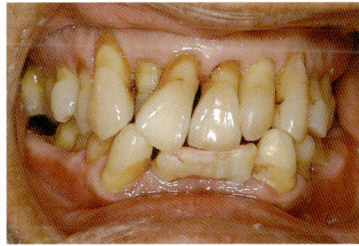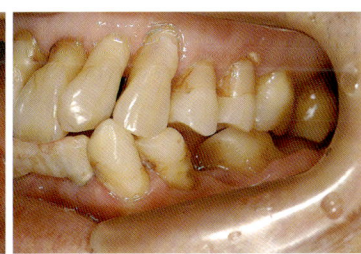

図❹　初診から2年後

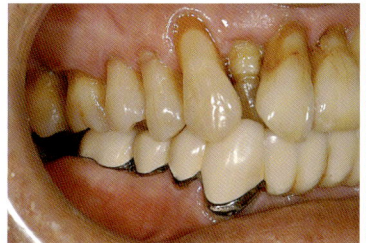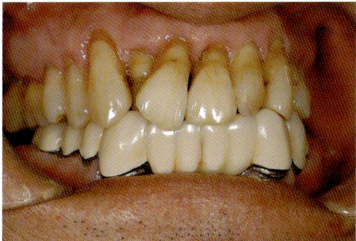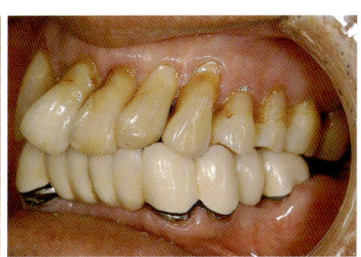

図❺　マグネットによる可撤式ブリッジ

ともあったため、$\overline{2|2}$ にマグネットを用いた可撤式のプロビジョナルを作ることとした（**図3**）。これなら苦しければ外せるのでよいアイデアだと思ったが、やはり形態は気になる。また、噛みしめが強く、口輪筋の緊張も強いため、すぐに緩くなり外れやすくなるなど問題は解決しなかった。

　こうしてプロビジョナルの調整を2年ほど続けることになったが、そのうちの口歯部に咬合痛が出現した。気づくと下顎臼歯の傾斜が進み咬合高径も低下していた（**図4**）。臼歯部の傾斜が進み口の中が狭く苦しいと言い出したこともあり、思い切ってマグネットを用いた全顎の可撤式のブリッジとすることとした（**図5**）。

　咬合面を直せるように、硬質レジンにて前装したが、しかしこれでも一件落着とはいかなかった。外せはするが、つねに外しておくわけには当然いかないわけで、舌が滑る、狭い、出ている、引っかかる、咬んでない、高い、

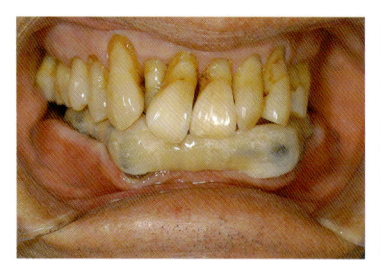
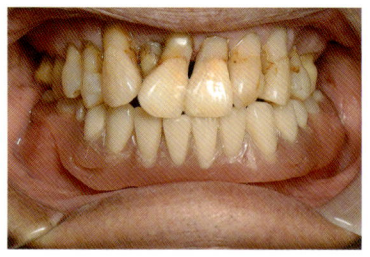

図❻　苦労を積み重ねた口腔内　　図❼　ついにインプラント登場

低い……。さらには口輪筋の緊張が強いためか、頻繁に外しているためか、マグネットを４ヵ所使っているにもかかわらず緩いという。仕方なく内面をレジンで調整するが、まだ緩いという。ただ苦しいときは外しておけるので、来院する回数はずいぶんと減ったが、楽になったとは言い難い状況が続いた。

　こうして治療を始めて10年後、マグネットの可撤式ブリッジは、これまでの苦労を物語るように、ボロボロとなっていった（**図6**）。その後、さらに数年がたち80歳近くなった駄目太さんから、そろそろ２時間かけて通院するのが難しくなったので近所の歯科医院へ行きたいと申し出があり、了承した。しかし、結局はどこも納得できる対応をしてくれるところはなく、また戻ってきたのである。ただ、いずれにしてもいつまでも通院できるわけではない。そこで駄目太さんより、全部の歯がダメになる前にインプラントにしてほしいとの提案があり、ダメな歯は抜歯した後、下顎に４本のインプラントを埋入し、オーバーデンチャーとした（**図7**）。それでもしばらくは調整がたいへんではあったが、80歳を超えたこともあるのか、現在、来院は２ヵ月に１回ほどで、毎回の調整も手がかからなくなってきた。咬合違和感への対応はたいへんではあるが、時間が解決することもあるのかもしれない。

医学の不確実性

　「医療をめぐる多くの誤解が、患者トラブルを生む原因となっている」と『なにわのトラブルバスター』と呼ばれる尾内康彦氏は述べている[2]。トラブル

表❶　トラブルを招く患者さんの誤解（参考文献[2]より引用改変）

- 医師にかかれば、病気は必ず治る
- 診察や検査で病気の原因は必ず突き止められる
- 医師は病気を完全に治す義務を負っている
- 治療や薬は誰に対しても同じ結果をもたらす
- 患者が医師の診察に協力する必要はない
- 医師は、どのような患者でも診察を拒否できない

の7割は患者さんの誤解から生じ、最大の誤解は「医療の不確実性」に関するものであると尾内氏は言う（**表1**）。人により治療の効果は異なる。健康状態、生活習慣、メンタル面などの心理社会的要因など、個人特有の要因により病状が思わぬ経過を辿ることもあり得る。完治する病気もあれば、完治が期待しにくい病気も数多くある。

　また、「医師は病気を完治させる義務がある」というのも誤解である。患者さんが受診した時点で、医師、歯科医師と患者さんの間に診療の「準委任契約」が成立する。この「準委任契約」では、医師、歯科医師は誠実に診療行為を遂行する義務はあるが、病気を完治させる義務までは負わないということである。さらに、どんな治療を受けるかの決定権は患者さんにあるが、契約上、患者さんには医師、歯科医師の診療に協力する努力義務がある[2]。

　そうはいっても、手をつけておいて完治させる義務はありませんでは話はすまないであろう。とくに咬合違和感や口腔顔面痛は、歯科治療を行った後から起こる場合が多いとされている[3]。何とかしてあげたいという好意で行ったものが不幸な結果を生む、すなわちレスキューファンタジー（救済妄想）に陥ってしまうことになる。

　これまでの経験で筆者が得た教訓は、まず焦らないこと。焦ってしまったとたんに、正常な判断ができなくなってしまう。目の前の出来事がすべてとなり、この世の終わり状態になってしまう。筆者も死んだほうがましかと何回思ったことかもしれない。ただ一歩引いてみると、実はよく考えれば何と

でもなるようなことや時間が解決してくれることも多い。

　では、患者さんの言うことをどこまで聞けばよいのであろうか？　一番大切なのは当然のことであるが「できることなのか、できないことなのか」を考えることになると思う。この主語は患者さんの訴えであり、術者の技量であり、術者のやる気であり、時間であり、緊急性であり、必要性であり……。いろんなことを総合しての術者の判断とそれに対する患者さんの選択ということになろうか。

　とりあえずは自分で何とかなるものなのか、ならないものなのかを考えることが重要である。何とかならないものをいつまでも悩んでいても時間の無駄である。何とかしてくれるところへ早く紹介したほうがよい。患者さんの訴えることを何とかしてあげたいのは医療者すべての願いである。しかし、手をつけないほうが、お互い幸せであったかもしれないこともある。ただ言えることは手をつければ責任が生じる。コミュニケーションをしっかりとり、ラポールを築き、十分なインフォームド・コンセントを行い、患者さんが納得、合意して初めて手をつけるべきであるが、それでも後悔することは沢山ある。

　もちろん、症状がよくなるのが一番ではあるが、そんななかで、治らないけれども通い続けてくる患者さんもいる。治らなくても何年も通ってくる患者さんは、それぞれ患者さん自身が通院することになんらかの意義をもっており、ずっと通い続けてくるだけで治療は成功であるとの考え方もある。ただそこには、歯科医師がそれを理解してあげられるだけの心の余裕が必要であり、そうでなければ、なぜ治らなくても通ってくるのか悩み、そのストレスの大きさに、歯科医師は押しつぶされてしまうであろう。

【参考文献】

1）和気裕之：顎関節症患者に対する心身医学的なアプローチ. 顎頭蓋誌, 14（1）：13-15, 2007.
2）尾内康彦：患者トラブルを解決する技術. 日経 BP 社, 東京, 2012.
3）山口泰彦, 三上紗希：「咬合違和感」を考えるための 7 章　顎関節治療部門における「咬合違和感」. 歯界展望, 117（1）：138-139, 2011.

歯科医師が心がけること

　「この患者は心理面の問題があるから、歯科心身医学の専門家にできるだけ依頼しようという思考は不適切であり、できるだけ心身両面に配慮して一人の主治医が治療にあたるべきである」

　精神科医の宮岡 等先生はこのように述べている[1]。

　身体表現性障害という疾患概念がある。身体症状を強く訴えるが、それに見合った客観的所見がない状態をいう。口腔内や咬合に関連した症状を示す場合、当然、患者さんは歯科を訪れる。歯科医師は、その対応に困り、精神科などに紹介することを患者さんに提案するも、当の本人は「歯科の問題だから」と精神科受診を拒む場合も多い。また、うまく精神科に紹介しても、精神科医から歯科のことはわからないと戻されてきてしまう場合も多い。

　以前、筆者はそのような患者さんには、何とか精神科へ行ってもらおうと努力したが、最近では歯科的な症状を訴えるかぎりは、歯科で対応することが必要ではないかと思っている。歯科におけるプロフェッショナルとして、患者さんと適切な信頼関係を築きながら、歯科的な問題を客観的に評価し、何が問題で、どうしたらよいのかを患者さんとともに考えていくことが重要である。そのうえで、必要に応じて医科を含めた他科と連携し、問題解決に立ち向かっていくことが求められているのではないであろうか。

　とはいえ、落とし穴は確実に存在し、落ちないような配慮ももちろん必要である。

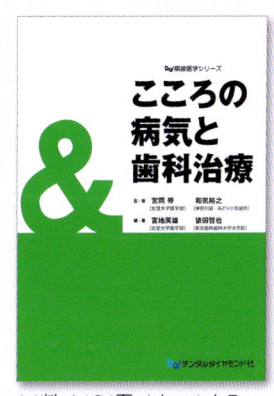

A4判／184頁／オールカラー
定価（本体5,200円＋税）
デンタルダイヤモンド社

【参考文献】

1）宮岡　等：こころの病気と歯科治療 第1版, 宮岡　等・和気裕之（監著）. デンタルダイヤモンド社. 東京. 2018.

10 やめてください！
インフォームド・コンセントを考える

「100 − 1 は 99 ではなく 0 である」

藤居 寛

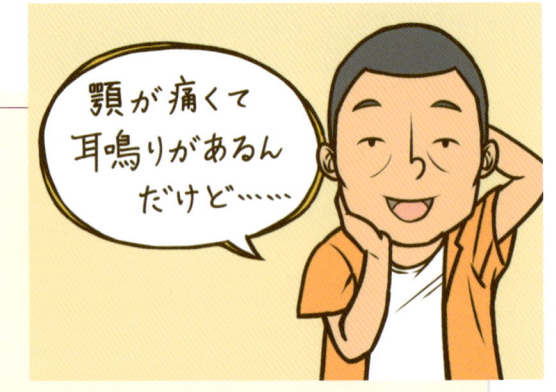

顎が痛くて耳鳴りがあるんだけど……

患者：悪友悪太、49歳、既婚男性、
　　　歯科医師

主訴：口が開きにくく、左の顎が痛い、
　　　左側耳閉感、耳鳴りがある

現病歴：10年前ぐらいから左側関節音が出現、次第に口が開きにくくなり、半年前より耳
　　　　閉感、耳鳴りが出現したそうである

既往歴：二日酔い

現症：自力開口量36㎜、強制開口量42㎜。開口時下顎は左側へやや偏位し、最大開口時
　　　に左側に可触程度のクリック。左側咬筋圧痛、開口時痛

診断：左側咀嚼筋痛障害、顎関節円板障害（非復位性）

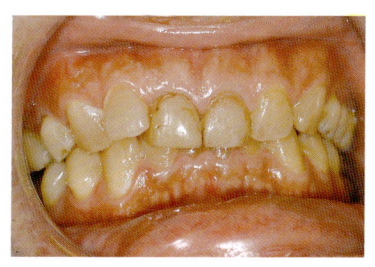

図❶　初診時の口腔内写真

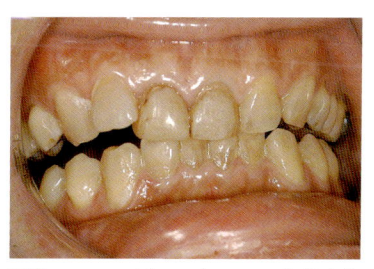

図❷　マニュピレーションにより咬合位が前方へ

「顎が痛くて、耳鳴りがするんだけど診てくれない？」

　悪太君から、久しぶりに連絡があった。悪太君は、大学時代の同級生である。お互い毎日あんなに飲んだくれていたのに一応はまともに開業医として働いている。時間が経てば、それなりに人は成長するものである。

　当時、顎関節マニュピレーションの仕方を教わり、臨床で成果を上げていたころ[1]であり、喜んで引き受けた。疼痛は朝よりも夜のほうが強く、TCH、ディープバイトが重なり、症状を生じさせていると思われた（**図1**）。

　さっそく顎関節マニュピレーションを行うと、開口量は46㎜まで増大。「何か、顎が楽になったよ」と言い、喜んで帰って行った。

　しかし、その後「おかげで顎は楽になり、耳閉感や耳鳴りもなくなったんだけど、食事のときに臼歯に力が入らないんだけど、どうしたらいいの？」と言われた。確かに、臼歯があまり咬んでいない（**図2**）。

　それから、うまく症状は消失したまま、3ヵ月ほどで普通に咀嚼できるようになった。しかし、一時的にでも臼歯が咬み合わなくなるのであれば、事前に説明しておかないとたいへんなことになると気づかせてもらい、悪太君に感謝した。持つべきものは友人である。

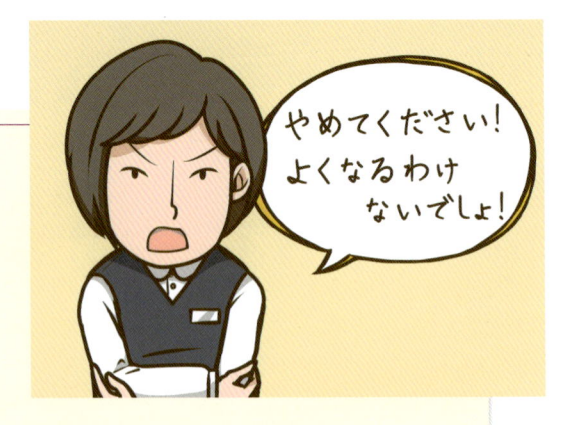

患者：痛見強子、28歳、未婚女性、
　　　会社員

主訴：顎の痛み、開口障害

現病歴：数十年前より、頭痛と咬筋痛が
　　　　あったが、この数ヵ月、痛みが強くなっている

既往歴：なし

現症：開口量36㎜、左側間欠性ロック（ロック時20㎜）、左側顎関節、咬筋、側頭筋痛

診断：顎関節症（左側顎関節円板障害［非復位性］、咀嚼筋痛障害）

　「やめてください！　そんなこと急にやってもよくなるわけないでしょ！」。
静かな診療室に、強子さんの声が響いた。

　強子さんは、顎の痛み、開口障害を主訴に来院。開口量36㎜。間欠性ロック時は20㎜。開口時下顎は左側に偏位。オープンバイト。睡眠時ブラキシズムがかなり強く、起床時の痛みが強いとのことであったので、スプリントを製作し起床時の痛みは軽減。しかし、日中の自発痛がかなり強い。痛みがあまりに強いので、大学病院のペインクリニックを紹介した。そこでは MRIを撮影し、左側下顎頭に joint effusion（関節滲出液）が認められたが、とにかく筋症状が強いので、抗うつ薬を服用させるとともに星状神経節ブロックを行うとの報告があった。

　大学病院で治療を続けて1ヵ月ほどしたときに、スプリント調整のため強子さんが来院した。左側の顎関節付近の痛みがだいぶひどいようで、少し触っ

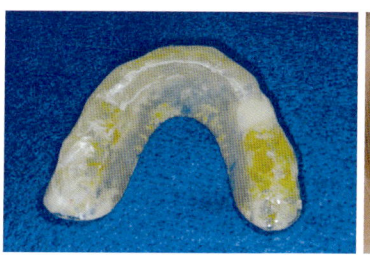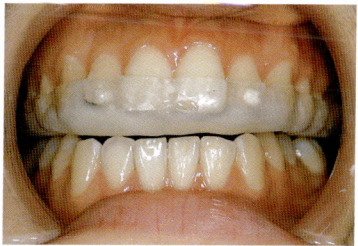

図❸　スプリント

　ただけで飛び上がるほどであった。強子さんから、大学病院に通院中であるが、痛みはひどくなるばかりで今後どうなるのかと詰め寄られ、関節の痛みが強いなら顎関節の洗浄療法になるのではと答えたが、確実によくなるのでなければ顎関節洗浄療法は行いたくないということであった。そんなある日、母親から鍼灸で有名な先生を紹介されたと相談を受け、他になすすべがないため、受診をすすめた。それから数週間後に来院した強子さんの表情は明るかった。通院5回目から痛みが弱くなったそうである。その後、通院は週2回から2週に1回ほどとなり、最近は月1回であるという。

　当院に来院したとき、顎関節マニュピレーションを覚え、成果を上げていたこともあり、ある日実行を試みた。迷っている強子さんを説得し、マニピュレーションを行ったところ「そんなこと急にやってもよくなるわけないでしょ！」とすごい剣幕で怒られた。8年かけて築いた関係もこれまでかと思われたが、ひたすらあやまり何とか許して貰えた。鍼灸でよくなったとはいえ、スプリントがないとかなり調子が悪くなるので、もう10年以上、現在は3ヵ月に1回ほどスプリントの調整に訪れる。スプリントの左側3、4番部がかなり咬耗するので、レジンで修復するが、レジンの盛り方が少しでも多いと違和感を訴える（図3）。ここ最近は、ストレスをうまくコントロールできているようであり、痛みや間欠性ロックもなくなり、開口量も44㎜まで増えた。現在、水泳、ヨガなど自分でセルフケアを考えコントロールしているが、就寝時スプリントを忘れるとたいへんなことになるようである。

　いま思えば、あの痛みでたいへんだった時期は何だったのだろうと思うが、

やはり、患者さんがよくなるのを手助けしていくことが医療の基本ということになろうか。ただし、説明したらすべて OK というわけではない。患者さんが理解できる状況を作ること。理解したうえで同意してくれているのかを確認すること。術者の思い込みで無理をすると、長年かけて作った信頼関係もあっという間に崩壊するであろう。

インフォームド・コンセントを考える

インフォームド・コンセントは、「説明」と「同意」が2大要素である[2]。しかし、説明と同意なしに治療を始める歯科医師や、ユニットに座り、何をされたかわからないと訴える患者さんが存在する。

気づいたら歯を削られていた、神経を取られた、歯を抜かれたという患者さんがいる。いつの間にか義歯になっていたという凄い患者さんもいる。その歯科医師は、手品師とでもいうのであろうか。話を聞いていくと、何にも説明がないままに、急にユニットが倒され、口を開けさせられ、何だかわからないままに先生が歯を削りだし、それから症状が出現あるいは悪化したというケースは多い。しかし、必ずしも患者さんからの話が正しいとは限らず、自分に都合よく思い込んでいる場合もある。

では患者さんが話を聞いていない、説明を受けていないという現象が起きる可能性を考えてみたい。

まず1つは、本当に何も説明されていない場合である。歯科医師は、ある意味、人の体を合法的に傷つけることができる。体を傷つけるのであれば、その持ち主に了解をとるのは筋であり、医療者はプロフェッショナルとして責任をもって説明し、理解してもらい同意を得ることは必要であろう。本当に説明がなされていないとしたら、これは大きな問題である。

2つ目として、説明はしているが、患者さんが理解できているかどうかという問題がある。

医師の村田幸生先生はその著書のなかで、義父が末期がんになり、義父の闘病を通じて患者側からの視点について「実はわれわれ医者が思っているよりはるかに、患者さんはこっちの説明を理解していない」ことについて述べ

ている。義父と一緒に説明を受けた後、義父の記憶を確認していくと、数週間後には「説明を受けた」という記憶のみ残って、説明の内容をほとんど覚えていないこと、さらに数週間経つと「何の説明もきいてないまま治療が始まった」などと言っていると述べ、「たぶん、世の中の患者さんはこんなものなのである」と結んでいる[3]。また、ビジネスの世界でも、MBA（Master of Business Administration）の授業で、自分の考えが伝わる確率は60%であるとして、言葉はつねに正確に伝わっていないことを前提にする必要があると教わるそうである[4]。

　理解してもらえないことについて、医療者側が考えなければならないことが2つある。1つは、患者さんが、説明が頭に入るような状況を作っているかどうかである。いかに患者さんを話に引き込めるかについて、考えてみる。コンサルタントの石原 明先生は、一方的にこちらから話すのではなくまず相手に質問し、それについて考えさせることで相手の意識がこちらに向くようにしてから話を始めることが大事であるとしている[5]。次に医療者と患者さんとの立場の違いが挙げられる。医師と患者さんには違った時間が流れている。医師と患者さんは世界がまったく違うという前提に立たないとよりよいコミュニケーションをすることができない。情報は聞き手にとって都合のよいようにしか伝わらない。伝わりにくいことを前提として話をする必要がある。医療者と患者さんがお互いに接触しながら、極端にいえばお互いの医療に対する考え方、病気に対する考え方などの価値観をわかり合うプロセスがあってこそ、本当のインフォームド・コンセントが成立するといえる。

【参考文献】

1）島田 淳：イブニングセミナー　私の行っている運動療法I　マニピュレーション．日本顎関節学会誌．69. Vol 22．2010.
2）星野一正：ナースが知っておきたい　インフォームドコンセント．MC メディカ出版，大阪，2003.
3）村田幸生：なぜ、患者と医者が対立しなければならないのか？　医療の不確実性の認識をめぐって．へるす出版，東京，2011.
4）岡田兵吾：外資系リーゼントマネージメントの仕事圧縮術　すべての仕事を3分で終わらせる．ダイヤモンド社，東京，2018.
5）石原 明：すべてが見えてくる飛躍の法則：ビジネスは、〈三人称〉で考える．アスペクト，東京，2012.

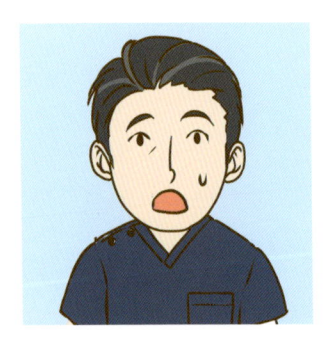

2章
診察・検査から診断へ

1 異常ないと言われましたが……
医療面接を考える

「何もかもが上手くいくわけじゃないのだから、

何もかも上手くいかせようとするのは、間違った方法論だ」

阿佐田哲也

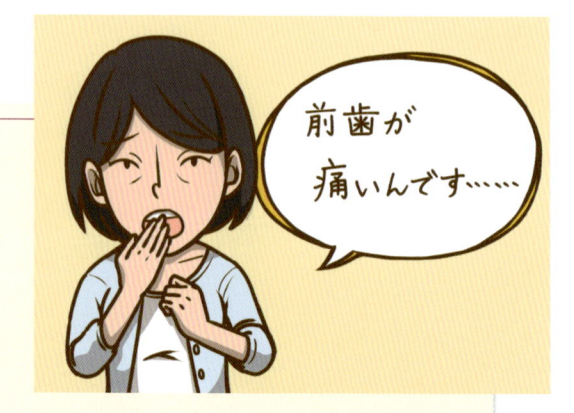

患者：嘘邪ない代、52歳、既婚女性、
　　　主婦

主訴：前歯が痛い

現病歴：2年前矯正治療終了時から|2
　　　　に自発痛出現。大学病院を紹介されたが、異状ないと言われる

既往歴：とくになし

現症：表1〜3参照

診断：咬合性外傷・非歯原性歯痛の疑い

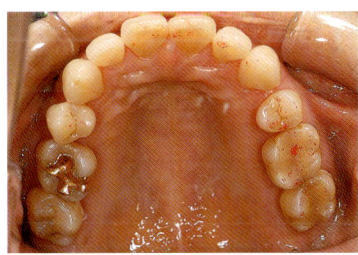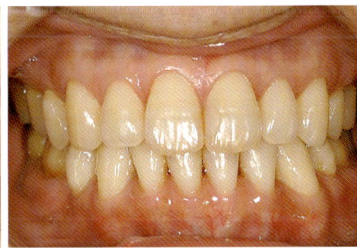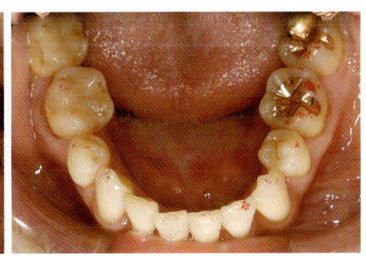

図❶　口腔内写真

表❶　痛みの構造化問診

1．経過：2年		7．誘発因子・悪化因子：とくになし
2．部位：⌐2 および歯頸部歯肉付近		8．改善因子：とくになし
3．性状：ジーン		9．時間的特徴：朝よりも日中痛い
4．強度：痛いが食べれるぐらい VAS：52mm		10．関連症状：とくになし
5．持続時間：この2、3日はずーっと痛い		11．随伴症状：とくになし
6．頻度：毎日		12．疼痛時行動：とくになし

表❷　患歯に関する診察・検査

1．視診：とくに所見なし
2．打診あり
3．冷温刺激痛なし
4．歯肉・粘膜の発赤、腫脹、圧痛なし
5．X線所見：患歯の歯根膜拡大
6．咬頭嵌合位にて下顎側切歯と接触

表❸　その他の所見

1．咀嚼筋・頸部筋・顎関節圧痛なし、顎関節症（開口障害）の既往あり
2．頸部、腰痛あり
3．開口量44mm
4．TCH あり、睡眠時ブラキシズムの自覚なし、頬粘膜、舌に圧痕あり
5．睡眠：6時間　とくに問題なし
6．咬み合わせについて：しっかり咬んでいない気がする

　「上の前歯がずっと痛いのですが、どこへ行っても異常ないと言われます」。ない代さんは暗い顔でそう話し出した（**図1**）。

　このように、痛みについての診断がつきにくい場合には、痛みの構造化問診を用いるとよい（**表1〜3**）。痛みは体が何らかの障害を受けたときに生

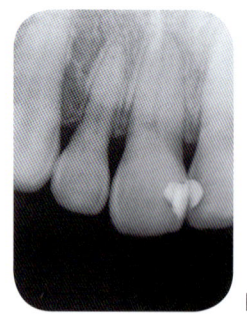

図❷ デンタルX線写真

じる単なる刺激ではなく、心や感覚が伴った苦しみであるため、患者さんが自身の痛みについてどのように考えているか（解釈モデル）についても、知る必要がある。ない代さんは矯正治療により咬み合わせがおかしくなったことで痛みが生じていると考えていた。また、心理社会的要因としては、娘さんの留学が近づき忙しいこと。病前性格として神経質、几帳面なことが挙げられた。デンタルX線写真では、歯根膜の拡大がやや認められる（**図2**）。朝よりも日中痛みが強いこと、頬粘膜、舌に圧痕がみられること、咬頭嵌合位にて患歯と下顎側切歯が咬合していることなどから、診断としては、噛みしめや日中のTCHによる持続的な咬合刺激による歯根膜炎が考えられた。しかし、自発痛がつねに続いていること、他覚所見に比較して自覚症状が強いようにも思われたことから、医療面接で得た情報をもとに、症状を引き起こしている原因について考えられることを説明し、痛みがあることについても受容共感を行った。

　治療としては、天然歯であること、ない代さんが咬合調整を望まなかったこと、もし非歯原性歯痛であった場合、調整により症状の悪化が考えられること、噛みしめやTCHの是正、スプリント装着、噛みしめによる顎位変化のため、咬合変化が起こっている可能性もあることから、顎関節マニピュレーションの実施を考えた。

　セルフケア指導ののちマニピュレーションを行うと患歯は当たらなくなり口の中が広く感じるようになったという[1]。このようにセルフケア指導後に

マニピュレーションを行い、施術後に咬み合わせが変化することを患者さんが体感することで、患者さんの咬み合わせに関する認識が変わるとともに、セルフケアについてのモチベーションも上がりやすい。

　治療を始めて2週間後には、普段、患歯の接触がなくなるとともに、咬み合わせも気にならなくなり、痛みを感じない時間が多くなってきたという。1ヵ月後には、たまに痛いときもあるが忘れていることが多くなってきた。そして半年後には、歯の痛みはほとんど気にならなくなった。この間娘さんは留学に旅立ち、留学先でも先生に恵まれたようで、順調な生活を送っているようだと、ない代さんはにこやかな顔で話してくれた。

　どの治療が、どれくらい効いたのかという判断は難しい。ただ患者さんとのラポールを築き、目で見えるものだけでなく、もう少し目で見えない部分にも目を向けることで、難症例となることを防げるとともに、助けてあげられることができる患者さんは増えるのではないかと思う。

医療面接を考える

　患者学は、患者さんを中心に患者自身の考え方、行動について、医師、歯科医師、患者さんが心理社会的な問題を含めた多角的視点から主観的、または客観的に考察、検証する学問である。患者さんについて考えることは、患者さんを対象にして行う医療を考えることでもあり、患者さんを通して人間を考えることを意味する。

　近年、歯科医師には歯科患者学的な対応が求められており、診断に際しては医療面接が極めて重要であるとされている[2]。

　医療面接の役割は大きく3つあり、ラポールの形成、従来の問診、疾患教育（患者教育）といわれている（図3）。従来の問診は正確で詳細な病歴をとる科学的側面を重要視している方法で、どちらかといえば医療者が患者さんに向かって一方的に質問する方法である。

　一方、医療面接は、これに加え人間として患者さんに接して信頼関係を築きながら診察を行う方法であり、初診時のみでなく治療を通じての患者さんへの対応としてつねに意識されるべきものである（図4）[2]。つまり、患者

図❸　医療面接の３つの柱

1．医師と患者の信頼関係の確立
　　ラポールの形成

2．患者からの病歴聴取・情報収集
　　いわゆる問診

3．患者教育と治療への動機づけ
　　病状説明、インフォームド・コンセント、
　　コンプライアンス（治療行動遵守）、患者
　　の治療への参加と協力を図るもの

図❹　問診と医療面接の違い

問診　▶　科学的側面を最重要視している従来型の方法
　　　　　医療者が患者に向かって一方的に質問

医療面接　▶　患者との信頼関係も重視する
　　　　　　　患者を痛みや不安を抱えた１人の人間として
　　　　　　　尊重し、向き合う

さんを痛みや不安を抱えた１人の人間として尊重し向き合い、患者さんとの信頼関係を重視するのが医療面接といえる。そして歯科患者学を考えるときに実際の診察・検査、治療を通して医療面接が重要であり、医療面接時にいかにして患者さんとのラポールを築くかが治療の成功を握るカギとなる。最初にラポールをうまく築くことができれば、患者さんは自ら自分の症状の背景にあるストレスや症状を変化させる要因について話し出すとともに、症状とこれらの関係について気づきやすくなる。いうならば、医療面接は、それ自体が治療に繋がるものである。

　実際の治療に入る前に、医療面接および診察・検査にて知り得たことを基に、疾患についての理解はもちろんのこと、患者さんに現在の状況と対応すべき問題と治療法について理解してもらうこと、すなわち疾患教育（患者教育）をいかに行うかが治療を成功に導くカギを握っており、そのための重要な位置を占めるのが医療面接といえる。

【参考文献】
1）島田 淳：顎関節マニピュレーションによる咬合の変化. 日本補綴歯科学会誌, 3：254, 2011.
2）井上 孝, 矢島安朝, 大澤有輝：メディカル・インタビュー医療面接―求められる言葉の医療行為. デンタルダイヤモンド社, 東京, 2004.

Column 3

真の医療面接とは

　医療面接の目的は、「情報収集」「医師・患者関係の確立」「治療・教育的効果」とされているが、根本的には「誰かに質問されると、答えを見つけようと考えてしまう」という人間の特性を利用した治療ツールといえる。

　人間の行動の90％以上が、無意識に行われているといわれている。この無意識のなかにある根本的な問題となっているさまざまなことを医療面接で質問し、自ら考えさせることで脳の活性化を促す。それとともに、相手の脳の中に、手を突っ込んで引っ張り出すように、無意識に行っていたさまざまな行動を意識化させる。その過程で、患者さんはこれらが症状の根本的な問題となっていた事実を知り、考え方が一変することになる。つまり、医療面接においては、どのような質問を相手にぶつけるかが非常に重要となるのである。

　患者さんが心を許し、真剣に質問に答えてくれるために必要なのが、コミュニケーションスキルである。コミュニケーションの究極の目的は、人に行動を起こさせることである。医療面接により、無意識を意識化させ、それぞれの関連性を自らに気づかせることで、認知を変えて行動をも変える。これが本当の医療面接である[1]。

　……とは、わかっているのであるが、良好なコミュニケーションをとり、患者さんの認知を変えて行動を起こしてもらうためには、まず医療者自身が無意識に行っていることを見直すところから始める必要があると思われる。

【参考文献】
1）島田 淳：日常臨床での歯科心身症患者への対応について．日本歯科心身医学会雑誌，32（2）．60-73，2017．

2 断腸の思いでお話しします
本当の主訴とは

「専門化すると言うのはパロディみたいなもの。
プロのはずなのに、今は医学専門家になると人そのものを診るという
医師のプロから遠くなって素人化する」

養老孟司

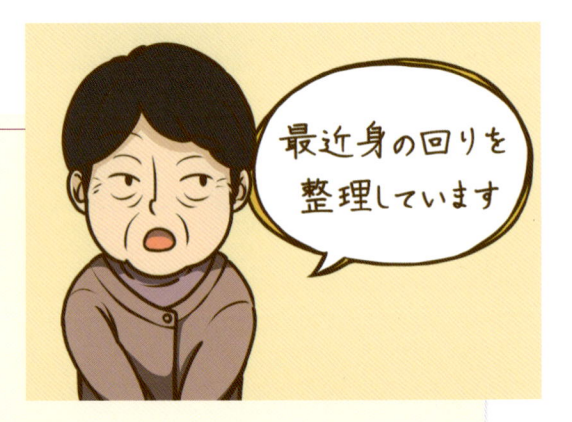

最近身の回りを整理しています

患者：断腸思伊、68歳、既婚女性、
　　　介護士

主訴：口が開かない。顎が痛い

現病歴：6年前開口障害、その後よくな
　　　るも、1年前から左側顎関節痛、開口障害出現。他院にて治療するも改善しない

既往歴：とくになし

現症：開口量25㎜、左側顎関節自発痛、運動痛、咬合痛

診断：左側顎関節症（咀嚼筋痛障害、非復位性顎関節円板障害）

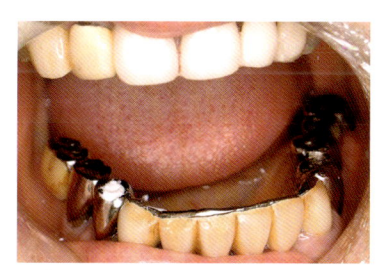

図❶　開口時左側へ偏位

　「周りから笑顔がないと言われます」。久しぶりに来院した思伊さんは、暗い顔でうつむきながらそう話しだした。

　思伊さんは15年前、左側顎関節部疼痛を主訴に来院した。初診の6年前に尻もちをついた拍子に口が開かなくなる。その後、徐々に口が開くようになったが、左側顎関節にクリックが出現。1年前より左側顎関節に開口時痛が出現し、開口障害となりクリック音も消失。開業医にてスプリント療法を受けるも症状改善せず。開口障害は進み、自発痛も生じるようになってきたということであった。

　初診時、開口量25mm。開口時下顎は左側へ偏位（**図1**）。中心位において左側が低かった。

　左側顎関節部、咬筋の自発痛はひどく、開口時、咬合時には痛みがさらに強くなるため、食事もできず、夜間も痛みが強く寝られない。また、介護関係の職場では、人間関係によるストレスや介護の力仕事のため頭痛、肩こりもひどいとのことである。

　当時は、顎関節マニピュレーションなどの運動療法を積極的には行っていなかったため、投薬（NSAIDs、筋弛緩剤）を行い、温めること、マッサージを指示し、スプリント療法を行うこととした。スプリント装着で少し起床時の痛みはよくなったが、夕方から夜にかけて自発痛がひどいということで、麻酔科にて星状神経節ブロック、トリガーポイントインジェクションを行うとともに、三環系抗うつ薬（トリプタノール®）を処方。2ヵ月後には、自発痛、開口時痛はだいぶ軽減した。しかし、開口量はそれほど増えず、咬合

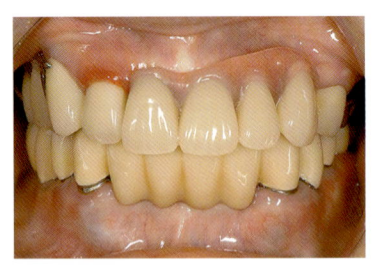

図❷　補綴処置終了時の口腔内

時左側顎関節痛が強いため、中心位にて義歯を調整した。

　筋症状は改善されたが、関節痛が強いこと、開口障害が改善されないことから、パンピングマニピュレーションを行い、開口量は40㎜まで改善した。2ヵ月ほど顎関節の可動化訓練（開口練習）を行い、開口時痛、咬合痛は次第に軽減していった。整形外科で肩こりを、脳神経外科で頭痛の治療中であったが、顎関節の痛みの軽減とともに、肩こり、頭痛も軽減していった。

　こうして顎関節症の症状は解決し、上顎は残存歯の補綴と義歯再製、下顎はマグネットを利用した可撤式のブリッジを行い、補綴処置が終わったところ（**図2**）、新たな問題が生じた。

　上顎義歯を装着したときに思伊さんは、義歯の口蓋皺襞部の凹凸が気になると訴えた。そして、上下補綴物を装着してから数週間後、舌痛を訴えはじめた。舌が当たるという部分の口蓋皺襞部を研磨して滑らかにしたが、舌の痛みは改善しない。舌の痛みは強くなったり弱くなったり、片側だけだったり全体的だったりする。思伊さんは舌が荒れて傷つくと訴えたが、見た目はとくに変化なく、触っても痛くないようであった。口の中に何か入れておいたほうが痛みは少ないということで、飴をいつもなめているという。

　血液検査と口腔内細菌検査を行ったが、異常がみられなかった。アレルギーの検査では、義歯のコバルトクロムに陽性を示した。そこでレジン床を作り直しても、アレルギーのないチタンにて義歯を作り直しても、やはり舌痛は変化なかった（**図3〜5**）。

　どうやっても症状は治まらなかったが、その後、思伊さんはしばらく様子

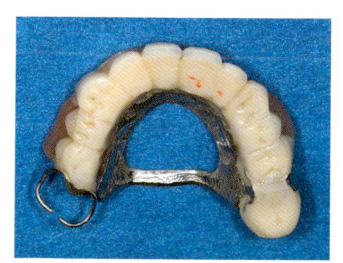

図❸　プロビジョナル義歯

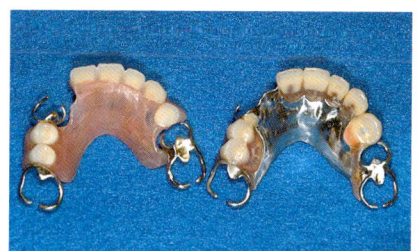

図❹　レジン床とコバルトクロム床

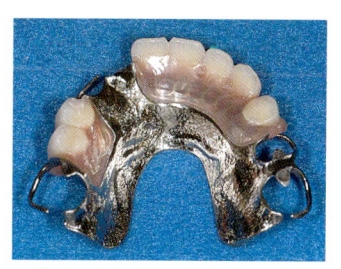

図❺　チタン床

を見ますと言って帰っていき、そのまま来院が途絶えてしまった。そして１年ほどしたある日、思伊さんが久しぶりに来院した。この１年の間に数軒の病院を受診し、いまは舌の痛みは若干少なくなったとのことであった。a歯科大学病院では自律訓練法を、b大学病院精神科で漢方薬、抗不安薬、抗うつ薬を、c歯科大学病院では漢方薬を、d大学病院心療内科では抗不安薬、抗うつ薬を処方されたが、症状はよくならなかった。しかし、症状がとれないことに対して諦めの気持ちをもったら少し楽になったという。

　いろいろと話を聞いていくなかで、いままで話してくれなかった新たな主訴について思伊さんは話し出した。

　「最近、なぜか身の回りの整理をしています。もうだいぶ整理がつきました。実は、いままで言えなかったことを断腸の思いでお話します、40年前に上顎前歯を義歯にしたときから、前歯が引っ込んで歯が見えないのが気になり笑えないんです。最近習い事をしているが笑顔がないと言われる。なんとかなるなら治したいが、また先生に迷惑がかかるなら我慢します」とのことであった。

　義歯の人工歯を出すのは舌痛症を治すことに比べればたいへんではない。身の回りの整理をしているのは気になるところであったが、人工歯の位置を治した（**図６、７**）。思伊さんは少し頬笑み、喜んではくれたようではあったが、また新しい主訴が表れてくるのかもしれないと考えると少し怖い気がする。

　思伊さんの主訴の推移をまとめてみる（**表１**）。初診時の主訴それぞれが、

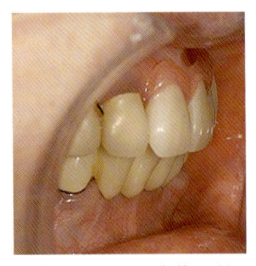
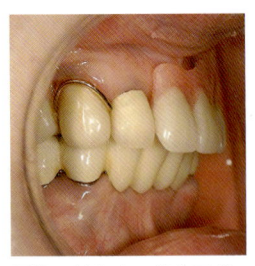

図❻　前歯人工歯修正前　　図❼　前歯人工歯修正後

精神的、肉体的ストレスと関連しているとともに、お互いが悪循環を起こしている可能性がある。舌痛や新たにわかった問題についても、筆者の技術不足の面はあるとしても、ストレスや病前性格が関係しているのではないかと考えられ、これらすべての主訴はそれぞれが独立したものではなく、その根底には心身医学的な問題があるように思われた。このことを理解しないで治療を続けると次々と現れる主訴に振り回されることになるような気がした。患者さんをより理解するための「歯科患者学」が必要である。

本当の主訴とは

　疾病（sickness）は、疾患（disease）と病（illness）を包含した概念であるとされている。疾患とは「医療者側から患者の疾病をみたもの」であり、これに対し病とは「患者が自分の疾病をどう捉えるか」という違いがある[1]。

　患者さんは、自分の身体や心に起こっている変化を感じ取り、何らかの問題があると認識する。これを症状（symptom）と呼ぶが、これには自発的に医療者に訴えるものと、医療者から尋ねられて話すものの両者が含まれる。前者の自発的に医療者に訴える症状を愁訴（complaint）といい、最も診断に寄与しそうな愁訴が主訴（chief complaint）とされ、この症状や愁訴は患者さんの主観的情報である。

　一方、所見（sign）は医療者により確認された客観的情報である。ただ、痛みに関しては客観的評価が難しいため、患者さんの主観が多く混ざる可能性がある。また、組織に変化が起きる初期においては症状があっても所見が

表❶　主訴の推移

初診時の主訴 （順位をつけると）	1．顎が痛い：顎関節症。介護の仕事 　　で食いしばることが多い 2．歯が痛い：根尖性歯周炎 3．頭痛、肩こり：ストレス（職場の 　　人間関係）
新しい義歯が入ってからの主訴	舌が当たって痛い
最近わかった主訴	40年前に義歯にしたとき、前歯が引っ 込んでおり、そのために人前に出るの が嫌であった

　ないという状況が起こりやすいため、主観的情報に依存せず、客観的情報にのみに基づいて診断することは得策ではないが、患者さんの訴えが強い場合には主観的情報に振り回されないことも重要である[1]。

　患者さんの抱える問題は、必ずしも1つとは限らない。自発的に医療者に訴える愁訴と、医療者に尋ねられて話すものの他に、実は医療者に尋ねられても話さないものが存在する。これをいかに引き出すかが、医療面接で重要であり、その手段がコミュニケーションスキルであるといえる。

　また、患者さんは訪れた診療科に合わせた症状を訴える。多彩な愁訴があっても、歯科では歯科に関連した症状のみしか訴えていない。しかし、症状と関連している日常生活上での問題、心理社会的な問題について患者さん自身が気づいていなければ、訴えることはない[2]。そう考えると、主訴と一口にいっても、これはさまざまな状況で変わるもの、すなわち氷山の一角であり、これを診断に役立てようとするならば、隠れている問題をあぶり出すことも、難症例において重要である[3]。大切なのは、診断・治療に結びつく主訴をいかに聞き出すかということになる。

【参考文献】
1）大西弘高：臨床推論とは．The 臨床推論．南山堂，東京，2012：2-19．
2）森田浩之：内科の立場から、いきなり名医！　見分けが肝心、不定愁訴　訴えと見極め方と治療の極意．日本医事新報社，東京，2010：1-6．
3）植西憲達：聞き漏らしのない、かつポイントを押さえた医療面接のテクニック．藤本卓司（編）：医療面接と身体診察 上達のコツ．レジデントノート，12(1)：20-31，2010．

3 顎がズレてきます
歯科医師は現場でどう考えるのか？（臨床推論）

「たいてい人は過失しながらこれを自覚せぬが多し。

たとい自覚しても心に悔いて改むる者ははなはだ少なし」

渋沢栄一

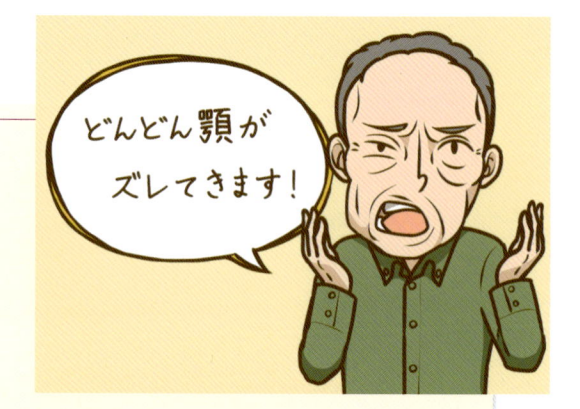

どんどん顎が
ズレてきます！

患者：丸出ズレ夫、66歳、既婚男性、
　　　無職

主訴：顎がズレて食事ができない

現病歴：6年前から下顎が右側に偏位し
　　　　てきた。4年前に偏位が大きくなったため、近隣の歯科医院で顎関節症と診断され
　　　　加療するが症状は改善せず、大学病院を紹介され来院

既往歴：とくになし

現症：開口量40mm、関節音（クレピタス）痛みなし、 開口時下顎は右側へ大きく偏位

診断：顎関節症？

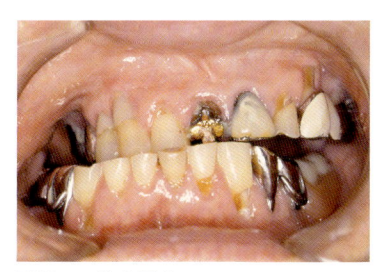

図❶　口腔内写真

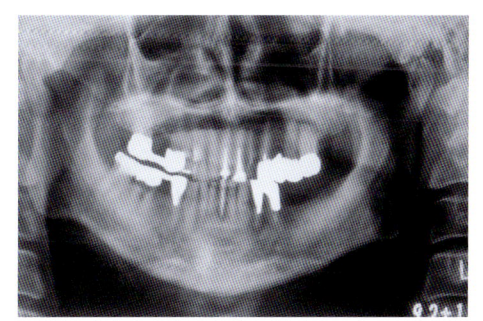

図❷　パノラマX線写真

　「顎がズレてしまい食事ができないと言っているのですが治せません。お願いします」と、大学病院勤務時代、他の医局の後輩からズレ夫さんを紹介された。主訴は下顎の偏位と咀嚼障害。家族歴、既往歴はとくになし。現病歴は、6年前から下顎が右側へ徐々に偏位しているのに気づいたが放置。4年前よりその傾向が著明となり、近所の歯科を受診、顎関節症との診断で加療を繰り返すが症状は改善せず、最近咀嚼障害がひどくなったため、後輩のところに紹介されてきたという。

　顔貌は左右非対称で下顎は右側に偏位していた（図1）。開口量は40mmで右側関節にクレピタス音があり、開口時下顎は右側に大きく偏位した。パノラマX線所見は、後から見ると左側下顎頭は右側の下顎頭に比べ大きく（図2）、何か違うのがわかるが、当時は開口時右側へ偏位というところで、右側のクローズドロック（非復位性関節円板転位）と診断し、右側の下顎頭をとにかく動かして下顎を正中へもってきて、そこで補綴することしか考えていなかった。

　こうした思い込みをもつと、もう他には何も見えなくなる。そこで上下にスプリントを装着し、咬むと下顎が正中に来るように上顎にガイドをつけた（図3）。以前よりは右側への偏位は少なくなった気もするが、何かおかしい。右側のクローズドロックではないのか？　MRIが必要だ。そう思い、放射線科の先輩に相談し、とりあえず他の疾患の可能性を考えるため、単純断層

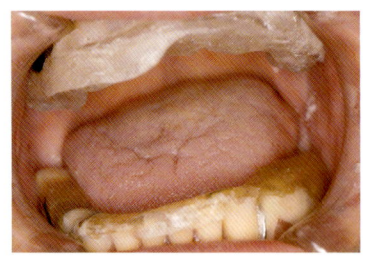
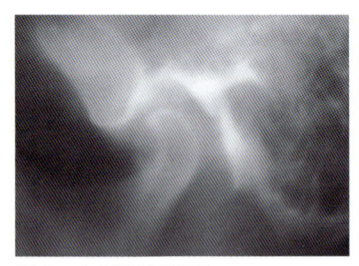

図❸　スプリント装着　　　　図❹　左側単純断層像

撮影をしてもらった。

　「これはスプリントでいくら顎位を治そうと思っても無理だよ」と言われ、背中に冷たいものを感じた。見せてもらった左側関節部の画像（**図4**）には、言われてみれば、下顎頭の周囲にもやっとした膨らみがみられる。「これは下顎頭肥大症なので、手術しないと治らないと思うよ。口腔外科に相談しよう」と先輩に言われ、愕然としたことが思い出される。実はここまで1年ほど、スプリントで治療を行っていたのであった。

　下顎頭肥大症は下顎関節突起に生じた骨腫や骨軟骨腫との鑑別が組織学的にも困難なことが多く、あきらかな腫瘍性増殖を示す症例は、別名として肥大症、過形成症、骨腫、骨軟骨腫などが同義語に扱われている[1]。結局その後、口腔外科において全身麻酔下で下顎関節突起を露出、左側下顎頸部で切断、摘出。術後顎間固定、1週間後より顎間固定を外し、徐々に開口訓練を行い、オトガイ部の右側偏位はほぼ改善された。開口量も44mmまで回復したが、右側に押されていた期間が長かったためか、右側はやや動きが悪く、しばらくは開口練習を続けたのち補綴処置を行い、治療は終了した。

　「知らない疾患は診断できない」という格言がある。診断を行うためには幅広い知識が要求される。

　歯科医師は現場でどう考えるのか？（臨床推論）

　医歯学は基本的に不確実な科学である。それゆえ医師や歯科医師がつねに

表❶　臨床推論の考え方[3]

①仮説演算法：原因を仮定してそれに
　見合う症状や所見を探す

②徹底検討法：情報収集を網羅的に進
　め、その後診断に関する論議を煮詰
　めていく

③パターン認識法：直感や感覚を生か
　した思考法

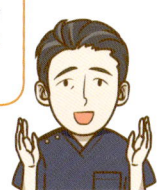

熟練した医師・歯科医師は、パターン認識法により診断仮説を作り、仮説演算法によって診断確定する

正しい診断と治療が行えるとは限らない。しかし、どのようにすればよい診断、治療ができるかをつねに意識することにより、間違いの頻度や重度を軽減することができる。

　臨床推論とは医師、歯科医師が医療面接や身体診察を行って患者さんの症状の謎を解き明かしていく思考過程をいう[2]。

　臨床推論を難しくしている要因の１つは、医療面接が患者さんとのラポールを築きながらでないと必要な情報を集められないこと、あるいは診断のためにどういう情報が必要であるかを同時に考えなければならないことであるとされている。また、多くの場合は主訴が１つであり、そこから情報収集を行って徐々に焦点を絞っていくわけである。しかし、不定愁訴を含む多くの主訴がみられる場合には、それが単一疾患によるものなのか、他の疾患と共存しているのかという問題が生じ、何が原因で何が結果なのかわからなくなることがある。

　臨床推論は一般的に、疾患の結果生じた症状や所見から原因を探るという方向性をもっており、その考え方には、①仮説演算法、②徹底検討法、③パターン認識法などがある（**表１**）[3]。

　①仮説演算法とは、原因を仮定してそれに見合う症状や所見を探す、臨床推論プロセスの骨格である。②徹底検討法は、情報収集、おもに医療面接や身体診察に関して網羅的に進め、その後診断に関する論議を煮詰めていくような診断プロセスであり、仮説演算法による臨床推論がうまくいかないとき

に用いられる。③パターン認識法は、直感や感覚を生かした思考法であり、熟練した医師・歯科医師は、パターン認識法により診断仮説を作り、仮説演算法によって診断確定する[3]。

　医師・歯科医師は、自分の得意分野をもとに診断を考えやすい。筆者は、大学病院の補綴科に長くいた関係もあると思うが、開業医となってもしばらくは、どんな症例も咬合からまず疑ってかかっていた。大学病院では専門の科が細かく分かれており、筆者のところに来る症例は大抵、咬合に問題があると疑われるものばかりであった。しかし開業医となると、多様な症例が来る。当たり前の話である。開業医として、最初のころは痛みの原因が咬合にあると考え治療した症例で、実はただの根尖性歯周炎であったり、う蝕であったりということが多々あった。

　最近、遭遇した症例では、急に上下の右側臼歯が痛くなり、かかりつけの歯科医院へ行ったところ、X線検査をはじめ、診察・検査を行ったが原因が見つからず、顎関節症なので専門医を探すよう言われたといって筆者のところに来院した患者さんがいる。かなりの自発痛があるので、まず顎関節症ではない（基本的に顎関節症に自発痛があることは少ない）ことが考えられた。X線では確かに大きなう蝕や、根尖病変などの所見は認められなかったが、打診検査において <u>4</u>| の症状が強く、浸潤麻酔をしたところ痛みは消失し、インレーを外したところ露髄しており、抜髄することで事なきを得た。

　口腔顔面痛専門医のところに紹介で来院する症例の多くの割合で、歯髄炎や歯の破折などの歯科疾患が原因であることが多いそうである。確かに非歯原性歯痛において、わからない場合は歯に手をつけないほうがよいとしても、歯科医師は、口腔領域の症状について、歯科的な問題かそうでないかについて責任をもって診断することが求められている。とはいえ、自分の思考に疑問をもち、自分の分析が間違っている可能性をつねに考慮することが大切であるとわかってはいるが、なかなか思いどおりにはいかないものである。

　顎関節症を疑う症例が来た場合、顎関節症ではないことを前提に診察を行っていくことが必要であるといわれている。顎関節症は、基本的には除外診断である。また、一般歯科の診療であっても、診察を行うときにいきなり

主訴のところから診ないことが必要ともいわれており、いかに先入観を排除するかが重要である。

　すべての医師・歯科医師は誤診をし、間違った治療法を選ぶことがある。誤診は医療ミスではない。誤診は医師の思考が見える窓といえる。エラーの大半は技術的な問題ではなく、医師の思考法の欠落によるものと、近年結論づけられており、誤診の80％が認識エラーの連鎖によるものであるとされている[4]。

　患者さんを狭い枠にはめてしまったことにより、固定観念から逃れられなくなる。つまり、誤診の原因は医学的認識不足ではなく、認識の落とし穴に落ちて的確な診断ができなくなってしまうことである。

【参考文献】

1）本田雅彦, 他：下顎頭肥大の2症例ならびに本邦における文献的考察. 日大歯学, 71(5)：815-829. 1997.

2）大西弘高（編）：The 臨床推論 研修医よ 臨床のプロを目指そう！　南山堂, 東京, 2012.

3）久道 茂：医学判断学入門―われわれの判断や解釈はまちがっていないか―. 南江堂, 東京, 1990.

4）ジェローム・グループマン（著）, 美沢惠子（訳）：医者は現場でどう考えるか. 石風社, 福岡, 2011.

4 私の言うとおり治してください
自覚症状を他覚所見で説明できるか？

「今日はつらい。明日はもっとつらい。

でも明後日には素晴らしい一日が待っている」

ジャック・マー

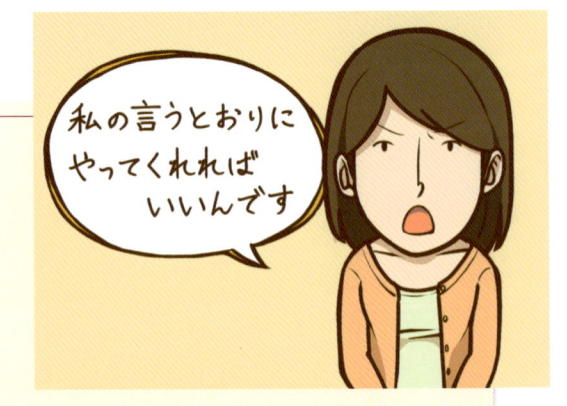

患者：井宇事きき奈、32歳、未婚女性、
　　　会社事務

主訴：咬み合わせが合わない

現病歴：7年前に 4| を治療し、補綴し
た後から右側咀嚼筋痛、頭痛、手足のしびれ、めまいなどが出現。何軒もの歯科を
受診したが、症状が悪化する一方である

既往歴：とくになし

現症：開口量44㎜、痛みなし、咬合も大きな異常は認められない

診断：咬合違和感症候群

郵 便 は が き

料金受取人払郵便

本郷局
承認

2901

差出有効期間
2020年9月
17日まで
切手不要

1 1 3 - 8 7 9 0

(受取人)
東京都文京区本郷3-2-15
　　　　　　新興ビル 6F
㈱デンタルダイヤモンド社
　　　　　愛読者係 行

||l·||··||··||"||·|··|||···|·|··|·|·|·|·|·|·|·|·|·|·|··|·|·|··|·|··|··||l

フリガナ お 名 前		年齢　　歳
ご 住 所	〒　　－	
	☎　　　－　　　－	
ご 職 業	1. 歯科医師(開業・勤務) 医院名(　　　　　　　　　) 2. 研究者　研究機関名(　　　　　　　　　　　) 3. 学生　在校名(　　　　　　　) 4. 歯科技工士 5. 歯科衛生士　6. 歯科企業(　　　　　　　)	

得した個人情報は、弊社出版物の企画の参考と出版情報のご案内のみに
用させていただきます。

愛読者カード

ある日突然やってくる困った患者さん
「あなたなら、どう診る?」

〔書　名〕＿＿＿＿＿＿＿＿＿＿＿＿＿＿＿＿＿＿＿＿

● **本書の発行を何でお知りになりましたか**
　1．広告(新聞・雑誌)　紙(誌)名（　　　　　　）　2．DM
　3．歯科商店の紹介　4．小社目録・パンフレット
　5．小社ホームページ　6．その他（　　　　　　）

● **ご購入先**
　1．歯科商店　2．書店・大学売店
　3．その他（　　　　　　　　）

● **ご購読の定期雑誌**
　1．デンタルダイヤモンド　2．歯界展望　3．日本歯科評論
　4．ザ・クインテッセンス　5．その他（　　　　　　）

● **本書へのご意見、ご感想をお聞かせください**

● **今後、どのような内容の出版を希望しますか**
　（執筆してほしい著者名も記してください）

新刊情報のメールマガジン配信を希望の方は下記「□」にチェックの上、
メールアドレスをご記入ください。

　　　　　　　　□希望する　　　□希望しない

E-mail：

編	業

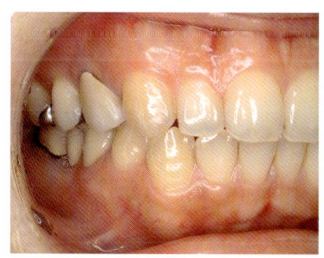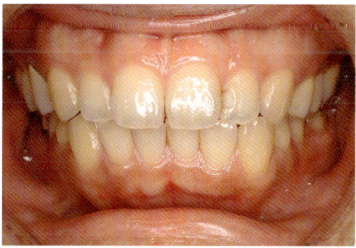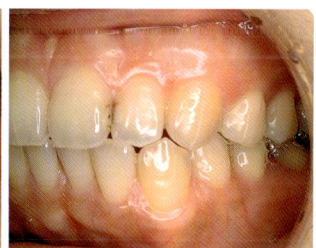

図❶　口腔内写真

「私の言うとおりやってくれればよくなるのに」

　きき奈さんは、少し苛立ちながらこう呟いた。

　きき奈さんは、初診の7年前に4⌐を治療し、補綴した後から右側咀嚼筋痛、頭痛、手足のしびれ、めまいなどが出現。何軒もの歯科を受診したが、症状が悪化する一方とのことで紹介で来院した。

　4⌐にはポーセレンクラウンが装着されていたが、大きな問題はないようであった（図1）。ただ細かく診れば、Aコンタクトがない。筆者のつたない臨床経験からすると、治療したことによりAコンタクトが消失すると、「咬んだ感じがしない」「低い」「咬み合わせが安定しない」などの症状を訴えることがあり、これを改善すると症状も軽減、消失することもある。きき奈さんは、クラウンを除去することを熱望したため、模型上でプロビジョナルを製作し、口腔内に装着したところ「ああ、楽になりました」と言った。やはり咬合であったかとほっとしたのも束の間。ここからが蟻地獄の始まりであった。

　2日後、きき奈さんから電話がかかってきた。「咬み合わせが変わったので、苦しくてめまいがして立ち上がれません」。背中が冷たくなるのを感じた。「もし、来院できるようなら調整しますので来てください」と対応するしかなかった。

　待合室へ行くと、長椅子に横たわったきき奈さんがいた。

　「先生、何とかしてください……」

　そんなには問題がないように思えたが、咬み合わせが弱いという。調整を行うと「楽になりました」と言い、きき奈さんは足取り軽く帰っていったが、

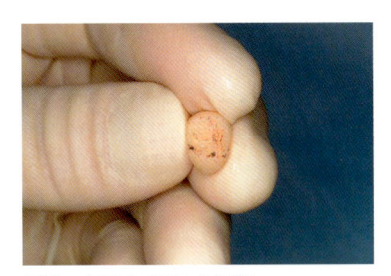

図❷　何度も TEK を調整

　翌日、またきき奈さんから電話がかかってきた。

　「仮歯の咬み合わせが弱くてつらい」ときき奈さんは訴えた。「仮歯の後ろの外側のこの部分が低い」と、きき奈さんは指をさしながら説明し始めた。仕方がないので、きき奈さんの言うとおりに即時重合レジンにて形を直していった。「楽になってきました。今度は少し後ろの外側が高いです」。咬合紙で確認し、調整を行った。「だいぶよいです。まだ少し高いです」。また調整を行った。「先生、違うところを削りましたね。さっきまでよかったのに」。今度は高くしてみる。「今度は高いです」。こんな調子で2時間が経過した。

　「そんなに問題はないと思いますし、時間が経たないとわからない部分もあります。もう21時を過ぎたので、これで様子を見ましょう」と、まだ調整してほしそうなきき奈さんをなだめて、その日は帰ってもらった。

　そして次回来院時、また同じフレーズを聞かされることになった。「やっぱり、咬み合わせがうまく当たっていなくてつらいんです」。ああ、また最初に戻ったかという感じで、プロビジョナルの調整が永遠と繰り返されていった（図2）。

　こうして、きき奈さんの治療は1年近く続いた。相変わらず、頻繁に来院し、毎回2、3時間治療を行った。しかし、よくはならなかった。ただ、患者さんの言うとおりの治療をしていたためか、きき奈さんからは感謝はされていたようである。図3に示すような手紙を直接何度もいただき、また病院の意見箱に感謝の手紙が何通も残され、それを読んだ病院長に呼ばれて褒められたこともある。でも、治らなかった。

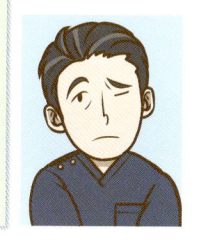

島田先生

　先生の優れた技術と誠実で熱意のこもった治療に深く感謝しております。そして、拙い説明を、いつも、よく聞いて下さり、伝えたい所をお察し下さって有難うございます。

　快方にむかっている事も、嬉しいかぎりです。

　噛みあわせが不具合になり、求めても治療を得られず、ずるずると身体のバランスが崩れていくのを不安と焦燥感にさいなまれながらみつめて、7年程、過ごしました。後半は、手当てをしても、顎関節をなおさぬ事には、バランスを失っていく身体を、とどめる事は、難しくなっておりました。

　島田先生に巡り会えたのは僥倖です。身にしみて感じています。

　これまで自分の事ばかり訴えて、先生の意をくむ事がなかった事に、気がつきました。済みませんでした。先生のお気持やお考えを思いはかることがなく、自分の苦しい所を伝えるばかりで。御迷惑をおかけしていたのではありませんか。教えて下さい。改める機会を下さい。

　歯科への無意味な恐れがうすまったとはいえ、多少、まだ私の意思とは関係なく、緊張気味になります。お忙しい先生の御様子に、必要な事だけをお話しした方が良いのかと思い、言葉が足りず、失礼をしてしまっている気がします。ちゃんとお話しする自信が少いので、これを書きました。

　以前、歯科の心身症がやわらいだとお話ししました。先生は、「治療が痛くないからでしょう」とおっしゃいました。それもあると思います。

　それ以上に、先生の真摯な姿勢に癒されました。ある種の不信感にむしばまれていた心が、安らかになりました。先生の様な方がいらっしゃるんだなあとわかって、ヒリヒリ、ザラザラしていた心が安らかになりました。

　ひるがえって、私はどうだったか考えました。私も先生の様であろうと、決めました。

図❸　きき奈さんからの手紙の1例

　ある日、きき奈さんの様子がいつもと違い表情がこわばっていたので話を聞いてみると、「セカンドオピニオン」を受けたいとのことであった。本当に行き詰っていた筆者は、とにかく他で診てくれる先生がいるのであればとの思いで快諾した。紹介状を書いてきき奈さんに渡すと、「ありがとうございます」とにっこりとほほ笑んだ。「何かあればいつでも相談にのるので連絡ください」とメールアドレスが載っている名刺を渡した。しかし、それを最後に再び連絡が来ることはなかった。

自覚症状を他覚所見で説明できるか？

　SOAP診療システム（図4）において大切なことは、結果がよくなかった場合、どう考えるかにある。歯科においては、自覚症状と他覚所見の一致する場合が多いこと、治療したところを目で確認しやすいこと、咬み合わせは細かく診ていけば問題は見つかることなどから、どうしても技術的な問題、

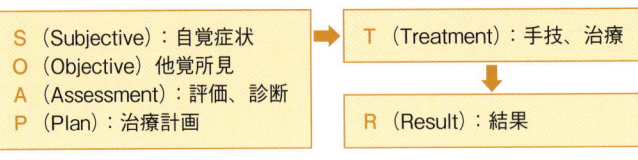

図❹ SOAP 診療システム

つまり手技を再考することに戻りやすい。確かに手技のよし悪しは重要であるが、永遠と調整を続けることになるのはどこかおかしいと考えるほうが普通であり、結果が出ないときは、一度診断に問題がないかどうかに立ち返るほうが近道である。すなわち、患者さんの訴えをもう一度聞き直し、それに見合う他覚所見があるか、あるいは得られた他覚所見で患者さんの主訴が説明できるかを考え直す必要がある。

　咬み合わせの影響でさまざまな症状が出ることもあるかもしれない。でも、それはよく考えれば、患者さんの頭のなかで考えた診断であり、いわゆる認知の歪みとなっている可能性がある。医療は、個々の医師に蓄積された経験が必要とされる場面も多く、芸術（art）に近い部分も確かにある[2] ことから、筆者の咬合の見方が未熟だからという考えもあるであろうし、それを否定はしない。ただ咬み合わせで手足がしびれ、めまいが起きるのは一般的ではないと思う。また、何軒もの歯科医師が治療し、誰も治せないというのも何かがおかしいのではないであろうか？　咬み合わせにこだわらず、別の見方をする必要があるのではないであろうか？

　自覚症状が他覚所見で必ずしも説明できないときは、何が原因かについて、よく患者さんと話し合い、わからない場合はわからないことを正直に説明するとともに、医科を含めた高次医療機関への紹介も考える必要がある。

【参考文献】
1）和気裕之：サイコ・デンティストリー 歯科医のための心身医学・精神医学. 砂書房, 東京, 2009.
2）野笛 涼：なぜ、かくも卑屈にならなければならないのか―こんな患者－医療者関係でよいわけがない. ヘルス出版, 東京, 2009.

すべての患者さんは救えない？

臨床では少数であるが、コミュニケーションがとれない患者さんが存在する。認知症・精神遅滞などの場合には、当然家族などで話がわかる人間に同席してもらう必要がある。

問題は、一般的にハードクレーマーやモンスターペイシェントと呼ばれる存在である。このようなトラブルの7割は、患者さんの「医療の不確実性に関する誤解」（表）から生ずると言われている[1]。「自分は客なので、医療機関であっても他のサービス業と同様の振る舞いをすることが許されて当然である」と誤った認識をもっている患者さんも存在する。話を聴いていくうちに、患者さんの言動や態度が、本人の範疇を逸脱した存在として捉えられた場合は、医療面接の枠外で対応できるように、普段から考えておかなければならない。

ある程度の傾聴や共感の姿勢を見せ、クレーマーを一応「患者」扱いしつつ、心のなかでは「このクレーマーと、これから『交渉』しなければならない」と一歩引いた冷静な視点で考えることが必要である。このような相手にかかわることは、歯科医師にとって大きな負担になる。筆者は現在、すべての患者さんを救うことはできないが、救えると思った患者さんのみに対応するだけでも大きな仕事であると考えている。おかげで、以前よりも少し気が軽くなったと感じている。

トラブルを引き起こす患者さんの誤解

- 医者にかかれば、病気は必ず治る
- 診察や検査で病気の原因は必ず突き止めることができる
- 医師は病気を完全に治す義務を負っている
- 治療や薬は誰に対しても同じ結果をもたらす
- 患者さんが医師の診療に協力する必要はない
- 医師は、どのような患者さんでも診療を拒否できない

【参考文献】
1）尾内康彦：やさしいだけじゃ医療は守れない 患者トラブルを解決する「技術」第1版.
日経 BP 社，東京，2012：20-25.

5 やっと見つけましたよ
MW分類とは

「昔を振り返るのはここでやめにしよう。大切なのは、明日何が起きるかだ」

スティーブ・ジョブズ

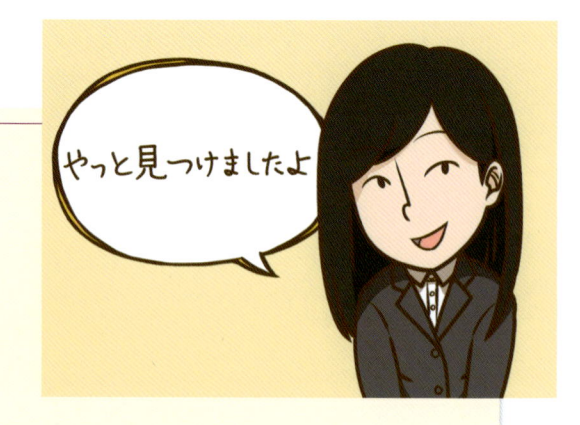

患者：見津毛多代、23歳（初診時）、
　　　未婚女性、会社員

主訴：右顎のこり、肩こり、手足のし
　　　びれ、全身の疲労感、寒気など

現病歴：$\underline{8}$の抜歯後、3ヵ月ぐらいして$\underline{8}$が萌出するとともに、徐々に顔が右に広がる感
　　　覚が生じ、咬合のみならず全身も右側に偏位するような感じが出現してきた

既往歴：とくになし

現症：開口量46㎜、左側顎関節クレピタス、右側の咬筋、顎二腹筋後腹付近、胸鎖乳突
　　　筋に圧痛。中心位、咬頭嵌合位では$\underline{8}$のみ咬合

診断：顎関節症（右側咀嚼筋痛障害、左側顎関節円板障害）、咬合不全、その他の症状に
　　　ついては不明

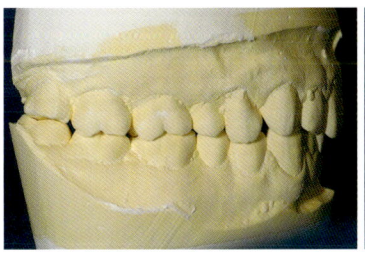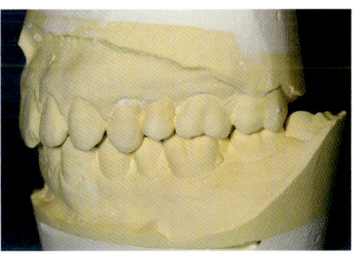

図❶　初診時のスタディモデル

　「先生、いつ大学辞めたのですか？　やっと見つけましたよ」と多代さんにうれしそうに話しかけられ、筆者はどのような顔をしてよいかわからなかった。

　大学を退職し１年ほど経ったある日、アポイント帳に初診と書かれた見覚えのある名前を見つけた。多代さんは、筆者が大学病院在籍時に激闘の末に症状は一応落ち着き、連絡待ちとなった患者さんである。筆者の退職後、何軒目かに行った歯科医院で筆者の開業先を知り来院したのである。当時はホームページも作ってなかったのであるが、多代さんはネット上の筆者に関連した情報を事細かに知っており怖い気がした。

　多代さんの初診時の主訴は、8|が萌出するとともに、徐々に顔が右に広がる感覚が生じ、全身も右側に偏位するような感じ出現してきたとのことであった。

　初診時、右側智歯のみでしか接触していなかった咬み合わせ（**図１**）は、スプリント療法により多少他の歯も接触してきた。しかし、右側智歯が一番強く接触していた。全身的な症状が強いこと、心身医学的な問題が関係していそうなことからなるべくなら歯を削りたくはなかったが、もし右側智歯による問題を解決するとすれば、抜歯か咬合調整ということになる。今回の症状の始まりは左側智歯の抜歯から始まっていることもあり、多代さんは咬合調整を希望したため、ついに8|の咬合調整を行うこととなった。

　咬合紙を用い、他の歯が接触するまで注意深く調整を繰り返し、「他の歯でも咬んでる感じがしてきました」というところまで調整を行った。これで

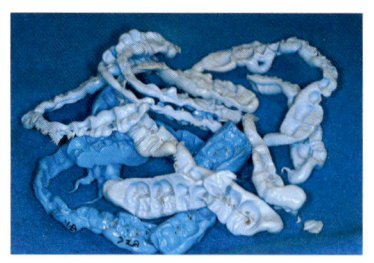

図❷　シリコーンバイトの山

１週間様子を見ましょうと言ってその日は帰ってもらった。

　翌日多代さんから電話が来た。「体に力が入りません。顎や首、肩の痛み
が強く、手足のしびれも強くなりました。元に戻してください」と強く訴え
られ、コンポジットレジン（CR）を $\underline{8|}$ の咬合面に添加した。再び右側智歯
しか接触しなくなってしまったが、「力が入るようになり、落ち着いてきま
した」と笑顔で帰っていった。だが、そこからが始まりであった。「少し咬
み合わせが高かったようで苦しいです。調整してください」。仕方なく、そ
の日の夕方また調整を行うと症状は落ち着いた。そして１週間後、予約どお
りに多代さんは現れた。

　その後、多代さんは頻繁に来院し、添加しては削り、添加しては削りを繰
り返すこととなってしまった。ある日、咬み合わせの確認するため、シリコ
ーンバイト材で咬合の確認を行ったところ、多代さんが毎回シリコーンバイ
ト材での確認を希望するため、シリコーンのバイトがどんどん増えていった
（図２）。

　この状態を３ヵ月ほど繰り返したころ、ようやく症状が落ち着いてきたた
め、これ以上は調整しなかった。経過観察で２週間おきに来院し、シリコー
ンバイトで咬合を確認し問題ないことを説明して、とくに治療は行わなかっ
たが、多代さんの症状は、いつの間にか落ち着いてきた。引き続き来院間隔
も２、３週間おきぐらいとなり、完全に調子がよいわけではないが、調整し
て悪くなるよりはいまのままでよいとのことであった。当時、彼女は大学院
４年生で、学位論文でたいへん忙しい時期であったが、そのことについて聞

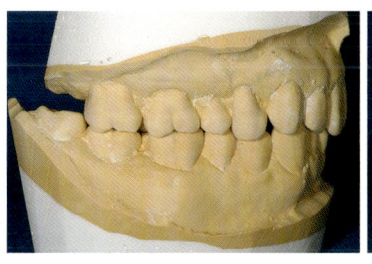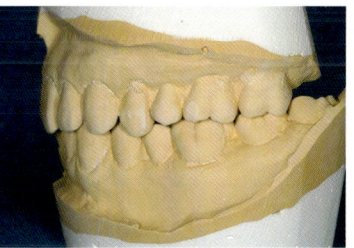

図❸　現在の状態

いてみると、無事論文も終わり就職も決まったらしい。いま思えば、このことも症状に影響していたのではないかと思う。その後、月に１回ぐらい来院していたが、仕事が忙しいのとあまり状態は変わらないので、このまま様子を見るとのことで連絡待ちとなった。嵐が去った後のような気持ちで多代さんを見送り、それが大学病院で多代さんを診た最後となった。

　筆者が退職した後、多代さんが大学病院に現れたことを風の便りに聞いた。そして当院に来院して「先生に治してもらったときが一番調子よかったので、先生に診てもらいたいんです」と言われ、まあ仕方ないか、そう思い多代さんの話を聞いた。これまでの症状と治療、会社が忙しくてたいへんなこと、成績がよかったので表彰されたことなど事細かに説明してくれた。全身的な症状は出たり治まったりしていたようであるが、幸いなことに、大がかりな処置はどの先生もしなかったようである。しかし、よく見ると 8| は抜歯されていた！　でも抜歯されたことで症状は、よくもならないが悪くもならなかったようである（**図３**）。「たら」「れば」はないとわかっているが、もし最初に抜歯していたらどうだったであろうか？　今回は以前の治療である程度症状が落ち着いていたから大丈夫だったのであろうか？　ただ筆者が治療したときが一番よかったと言っていることからすると、あの苦労はたいへんではあったが、必ずしも間違いではなかったかと自問自答してみた。

　その後、多代さんは年に数回来院するが、治療は行わず話をするだけで帰っていく。

　おそらくはこれまでの経過から、大丈夫ということを確認してもらい、安

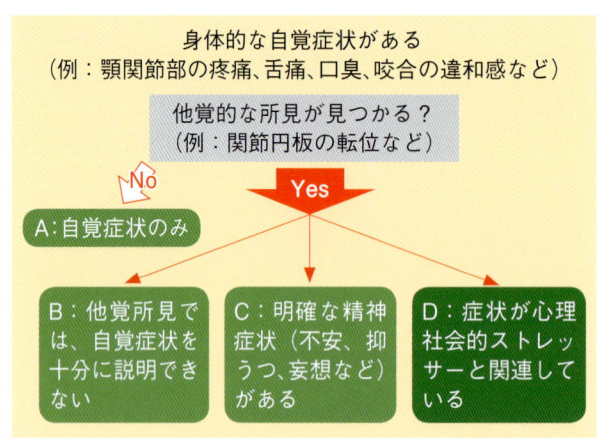

身体的な自覚症状がある
（例：顎関節部の疼痛、舌痛、口臭、咬合の違和感など）

他覚的な所見が見つかる？
（例：関節円板の転位など）

No　　Yes

A：自覚症状のみ

B：他覚所見では、自覚症状を十分に説明できない

C：明確な精神症状（不安、抑うつ、妄想など）がある

D：症状が心理社会的ストレッサーと関連している

図❹　心身医学・精神医学的な対応を要する患者さんの4分類（宮岡・和気）

心を得たくて来ているのかもしれない。多代さんとのラポールの形成は、果たして最初に智歯を抜いていてもあったのであろうか？　死闘を乗り越えたことでラポールができたのであろうか？　まったく咬合調整も抜歯も行わずにラポールは築けたであろうか？　悩むことは多い。

 ## MW分類

　現在、顎関節症は社会心理学的側面を評価することが重要であると考えられている[1]。すなわち、心身一如といわれているように人間のからだとこころは一つであるからお互いに影響を与えており、すべての疾患は身体面、精神面、社会環境面の多角的視点で評価する必要がある[2]。自覚症状と他覚所見との関連から心身医学的・精神医学的対応を要する患者さんの分類としてはMW分類が提唱されている（**図4**）[3]。

　多代さんのケースにおいては、自覚症状は右顎のこり、肩こり、手足のしびれ、全身の疲労感、寒気などさまざまな全身症状である。他覚所見は右側智歯の咬合が強いことである。

　MW分類に当てはめてみる。咬合の問題はあるが、それだけでは自覚症

A：自覚症状ケース	3
B：自覚症状：他覚所見乖離ケース	20
C：身体疾患・精神疾患併存ケース	2
D：心身症ケース	10
E：自覚症状、他覚所見一致タイプ	35（人）

図❺　顎関節学会で発表した例についてMW分類を適応して
みると……

状を十分説明できないことから MW 分類 B となる。現時点では、咬合の問題と現在の症状についての関連が不明であること。咬合に問題はあることから咬合の改善を行うことは必要と思われるが、治療を行うことで症状が必ずしも改善されるとは限らず、場合によっては悪化する可能性があることなど十分なインフォームド・コンセントを行うことが必要であり、できれば同意書の作成が必要と思われる。同意が得られないときは治療を行うべきでない、ということになろうか。

　筆者は大学病院在籍中から引き続いて診ている患者さんがいる。以前はMW分類についてなど考えていなかったのであるが、5年以上引き続き治療を行っている顎関節症患者70名にMW分類を当てはめてみたところ、半数は自覚症状、他覚所見が一致しないタイプであった。つまり、何も考えずに治療を行っていたが、実は半数以上が積極的な非可逆的治療を慎重に行わなければならないタイプであったのである（**図5**）[4]。

　このような患者さんの場合、症状は似ていても、その背景はさまざまであり、個々の状況に合わせた対応が必要となるが、現在の症状について、医療者と患者さんの双方の認識の乖離を少しでも埋めることが重要であることはいうまでもない。

【参考文献】

1 ）社団法人日本補綴歯科学会学術委員会（訳）：AADR による TMD 基本声明（改訂版）. http://www.hotetsu.com/s/doc/aadr3.pdf（2019年5月24日アクセス）
2 ）永田勝太郎：痛み治療の人間学. 朝日新聞出版社，東京，2009.
3 ）和気裕之：顎関節症患者に対する心身医学的なアプローチ. 顎頭蓋誌，14(1)：13-15，2007.
4 ）島田　淳：顎関節症状を有する長期来院患者における特徴について. 日顎誌，21：142，2009.

6 顎がピキピキ鳴るのは治りませんか？
病気と健康の関係

「春よ来い　早く来い」

相馬御風

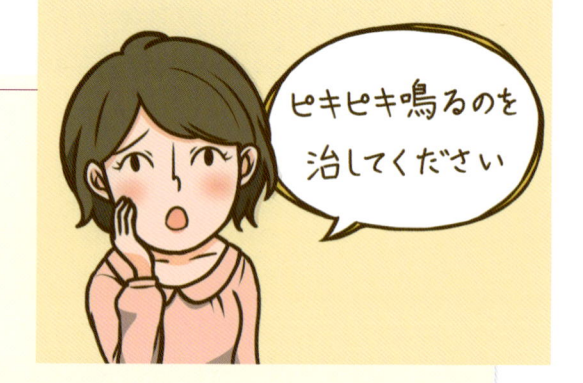

ピキピキ鳴るのを
治してください

患者：匹 ピキ子、18歳、未婚女性、
　　　音大生

主訴：左側開口時痛と関節音

現病歴：半年前に左側開口時痛と関節音
　　　　が出現、近医にて治療を行うが改善せず紹介で来院

既往歴：とくになし

現症：開口量37㎜、強制開口量40㎜、左側顎関節部、咬筋部痛、左側クレピタス、左側
　　　の咬筋、側頭筋、胸鎖乳突筋、顎二腹筋後腹部付近に圧痛

診断：左側顎関節症（咀嚼筋痛障害、顎関節痛障害、非復位性顎関節円板障害）

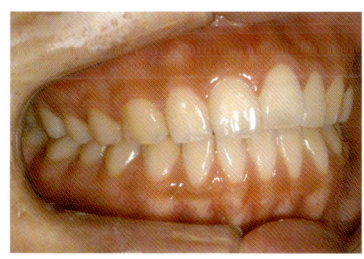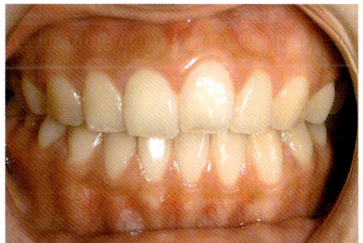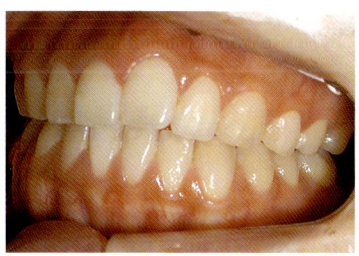

図❶　初診時の口腔内写真

　ピキ子さんは、いまから10年ほど前に、顎関節症を主訴に来院した（**図1**）。開口時の痛みは朝が強く、夕方にもまた痛くなるようであった。ピキ子さんは音大の学生でピアノを専攻しており、ピアノを弾くときや勉強時も噛みしめることが多かったという。

　起床時の痛みに対してスプリントを製作して就寝時に使用し、下顎頭の運動制限に対しては開口練習を指示した。また、ピキ子さんは歯の咬耗によるガイドの消失や咬合面の咬耗により右側が咬み合っていないことからCRを咬耗部に付与し治療を行った。その後、左側下顎頭の可動域の増大とともに左側臼歯部にクリアランスができたので、そこにCRを付与し咬合を作った。そして3ヵ月ほどで、自力最大開口量は42㎜となり疼痛は消失し、左側顎関節のクレピタス（ピキピキという音）のみとなった。このクレピタスはピキピキという音らしく触診でもわからないが、ピキ子さんは、このピキピキが本当に気になるので何とかしてほしいと訴えた。現在であれば、このピキピキについては治療をしないか、顎関節マニピュレーションなどの運動療法で対応するところである。ただその当時は、治療する引き出しが少ないため、さらにCR添加と咬合調整で音がしない位置を探して治療を行ったが、クレピタスは消失しなかった。

　そして数ヵ月がすぎたころ、ピキ子さんは「左の頭が痛く、手もしびれる」と訴えた。咬み合わせについては、最初はそんなに気になっていなかったようであるが、筆者がピキピキというクレピタスを治すために咬み合わせに手をつけることで咬み合わせに意識が集中し、かえって噛みしめが強くなり症

状が悪化したようであった。

　咬み合わせに手をつけることは、患者さんに咬み合わせと症状の関係を意識させることとなり、このように症状の悪化を招くことがある。ピキ子さんには、歯を咬み合わせる時間が長くなっていることで症状が強くなっている可能性を説明し、咬み合わせの調整は中断し、なるべく歯を離しておくように指導した。しかし、一度スイッチが入ってしまったものは改善されがたく、スプリントを再び使用したが症状は悪くなるばかりであった。

　当時ピキ子さんは、キャビンアテンダント（CA）として航空会社に就職が決まり、4ヵ月の海外研修が始まる前であったことも症状の悪化と関連があったようである。

　毎回セルフケアを指導し、また症状と TCH の関連について根気強く説明を受けて、海外研修に旅立ったピキ子さんであったが、研修を終わり帰ってきたときには症状はだいぶ軽減していた。噛みしめ、TCH の改善、筋マッサージなどのセルフケアがうまくできるようになっており、症状はほとんど気にならなくなったとのことである。現在も CA として忙しい毎日を送っているピキ子さんであるが、半年に1回、PMTC を兼ね症状の経過を診させていただいている。たまに関節のピキピキが出るようであるが、そんなときは歯の接触に気をつけ開口練習などをしていれば気にならず、咬み合わせも気にならなくなっている。

　症状がよくなっている、あるいは消失しているのにどこまで手をつけるかというのは難しい問題である。ピキ子さんの場合、残ったピキピキというクレピタス（関節音）を改善するために、咬み合わせに手をつける必要が本当にあったのであろうか？　ピキ子さんは、ほとんど天然歯であったことから、歯に手をつけずに、現在であれば疾患教育とセルフケア指導で対処していることと思う。

　病気と健康を区別することは難しい。咬み合わせはとくに個性正常咬合という言葉があるように、見つけようと思えば異常は見つかってしまう。身体診察における問題点をどう扱うかは医療者しだいである。医原性の患者さんを新たに作り出さないよう心がけなければならない。

病気と健康の関係

　医療面接と身体診察は、いうまでもなく診療を行っていくうえで臨床医にとって欠かせない技能である。どんなによい検査機器ができ、その感度や特異度が増したとしても、それをうまく使いこなすために、また患者さんに何が起こっているのか、どうしたら問題解決となるのかを考えるためにも医療面接と身体診察は重要である。

　現在、顎関節症患者と正常者の鑑別や顎関節症の症型分類に有用な診断機器（画像診断機器は除く）は存在せず[1]、医療面接および身体診察が重要であるとされている。

　医科において身体診察における所見の評価は、採血・Ｘ線などによる評価とほとんど同意義である[2]とされている。それぞれの身体所見には、各種疾患・病態における感度・特異度が存在し、所見の有無により検査後確率が大きく変化する。それを理解しておけば感度の高い診察所見を用いて疾患の除外を、特異度の高い検査を用いて診断をより確実にすることができる。つまり身体診察は、患者さんに直接施行できる臨床検査であるといえる。ゆえに患者さんを目の前にした瞬間より、全体像、歩行、体勢、話し方などすべてに注意を払うことが大切である。身体所見に習熟することは、まさに手に職をもつことであり、身体所見をとる技術は診察する人の技量に大きく左右される。

　「診査」と「診察」という用語がある。医科では一般に患者さんを診る行為を指して「診察」というが、歯科では「診査」という用語が使われることが多い。診査とは出来事の客観的事実をもれなく収集することであり、そのなかには得られた事実・情報をどのように読めば役立てられるかという思考過程は内包されていない。一方、診察とは診断を下すまでに必要な事実・情報とは何かを考え、情報や所見を収集すること。すなわち診査は画一化しやすく、診察は多様性に対して柔軟である[3]。実際、口腔内診査というが、口腔内診察とは使われていない。おそらく歯科では、う蝕や歯周病など目で見てわかるものを扱うことが多いことから、正常から外れた状態を発見し、誤っ

て伝わることを防ぐために、現在の状態についての診断上の意見を述べるのではなく、実際に観察されたことを正確に記録することが重要であるとされていると思われる。

　では、診査で病気がはっきりとわかるのであろうか？　あきらかなう窩がある、歯肉が腫れていて痛みがあるという場合はわかりやすい。では、あきらかな症状が出ていない場合はどうであろうか。病的という言葉がある。診査は病的であるかどうかを教えてくれるだけであり、病気の存在を直接教えてくれるわけではない。開口時に顎関節にクリック音がある。これは病気であろうか？　疼痛のない顎関節クリックから疼痛が生じる、あるいは開口障害が生じる可能性は低いとされるが、クリック音がない人からすれば健康な状態ではない。治療によりクリック音が軽減、消失することもあるが、再発することもある。長い期間でみると自然に消退する人もいれば、30年経っても開口時のカクンという大きな音は全然変わらない患者さんもいる。一方でクリック音のない人の5割ぐらいに関節円板転位がみられるというデータがある。どこからが病気で、どこからが健康なのであろうか？

　病的なデータとは、病気の証拠というよりも基準から大きく外れたデータにすぎず、疾患は連続しており、病気と健康の間に線引きすることは自然界ではとても不自然なことである。しかし、われわれが介入すべきかの判断には線引きが必要であり、診断は病気のあるなしかよりも、何かをすべきかどうかを判断することが目的である。すなわち診断とは、介入における心のよりどころであると、マーロウ先生は述べている[4]。

【参考文献】

1）古谷野　潔，築山能大，桑鶴利香：AADR の TMD Policy Statement（TMD に関する基本声明）から TMD の基本を読み解く．別冊 the Quintessence「TMD YEAR BOOK 2012」アゴの痛みに対処する．クインテッセンス出版社，東京，2012.
2）佐田竜一，石丸裕康：愚直に取りきる、そして絞り込む身体診察．藤本卓司（編）：医療面接と身体診察 上達のコツ レジデントノート．羊土社，東京，12(1)：32-42，2010.
3）近藤壽郎，小林　馨：知っておきたい基本的な口腔内診察とパノラマX線検査．杉崎正志，小林　馨（編著）：プライマリケア歯科医のための医療面接、診断、治療．ヒョーロン・パブリッシャーズ，東京，2008：26-31.
4）大野純一：では予防の話をしようか―マーロウ先生の北欧流レッスン―．医歯薬出版，東京，2011.

3章
治療とその効果

1 咬み合わせを治してくれればいいんです！
真の治療効果とは？

「人生の中で、何にどういう意味があったかとかなかったとか、

そんなふうに考えること自体が無意味といえる」

塩谷靖子

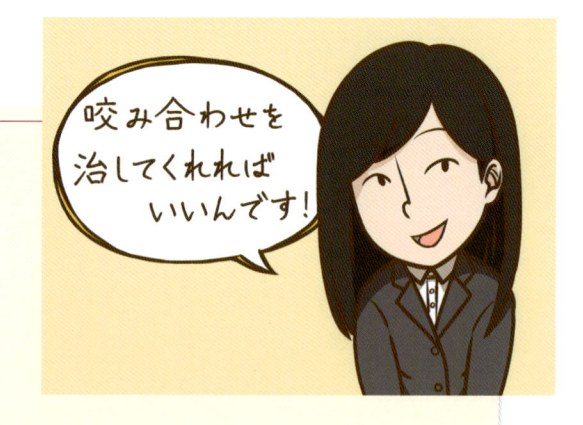

咬み合わせを
治してくれれば
いいんです！

患者：見津毛多代、23歳（初診時）、
　　　未婚女性、会社員
　　　「（2章5）やっと見つけました
　　　よ」と同一人物

主訴：右顎のこり、肩こり、手足のしびれ、全身の疲労感、寒気など

現病歴：|8の抜歯後、3ヵ月ぐらいして 8|が萌出するとともに、徐々に顔が右に広がる感
　　　　覚が生じ、咬合のみならず全身も右側に偏位するような感じ出現してきた

既往歴：とくになし

現症：開口量46㎜、左側顎関節クレピタス、右側の咬筋、顎二腹筋後腹付近、胸鎖乳突
　　　筋に圧痛。中心位、咬頭嵌合位では $\frac{8}{8}$ のみ咬合

診断：顎関節症（右側咀嚼筋痛障害、左側顎関節円板障害）、咬合不全、その他の症状に
　　　ついては不明

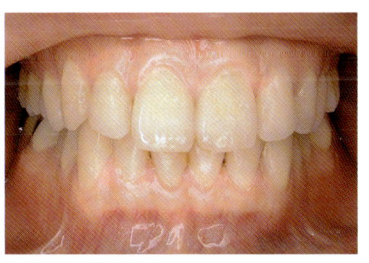

図❶　口腔内写真

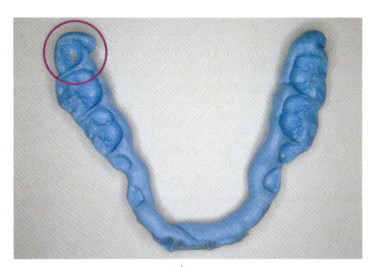

図❷　咬合状態（$\frac{8}{8}$しか咬合していない）

「今日はネタがなくてすみません」。多代さんは、これまでの職場を辞め、就職活動中である。いつも来院時には会社であったことを長々と教えてくれるが、今日は就職活動中でありネタがないということであった。別に多代さんの会社での話を聞きたいわけではないが、これも治療の一環かと思いながら話を聞いている。時間がないときは、どこで話を終わらせるか苦心する。「ネタ？　ネタはいらない」と思いながら、「また何かあれば連絡ください」と多代さんを見送り、多代さんを最初に診たときのたいへんだった治療の日々を思い浮かべていた。

「右側の親知らずが生えてきてからだんだんとつらくなってきました」。初診時、多代さんは自分の顔写真を持参し、以前に比べて顔が右に広がっていることや、全身症状のつらさを力説し始めた。診療室に入ってくる姿や歩き方にはとくに変わったところはみられなかったし、顔写真を見てもそんなには顔が変わっているのかはわからなかったが、口腔内診査をしてみると確かに$\frac{8}{8}$しか咬合していない（図1、2）。

スプリントにより少し症状が改善しているというが、現在使用しているスプリントは軟性で、調整が困難なことより、新しくスプリントを製作することとした。スプリントはなるべく長く入れておきたいとの希望があったためクラスプを付与し、スプリントが口腔外よりあまり見えないタイプとした（図3）。

スプリントの調整により、顎のこり、全体的な肩のこりもなくなり、風呂

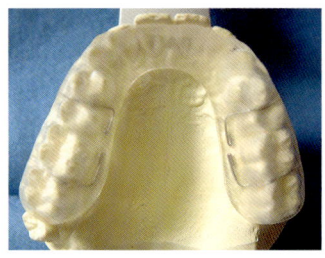
図❸　スプリント

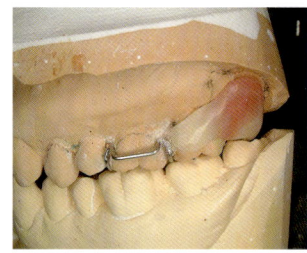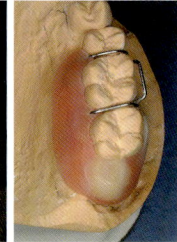
図❹　義歯製作

でマッサージをしなくてもよいなど改善がみられた。しかし、スプリント上では全体に咬む力が弱く（とくに左）、風邪が治りにくいとのことで実際の咬み合わせを治してほしいと言われた。スプリントにより顎位が変化し、ある程度は全体的に当たるようになってきたが、まだ $\frac{8}{8}$ に重心があるとのことで、左側智歯欠損部に義歯を作ってほしいとの要望があった。智歯部に義歯を作ったことはなかったが、$\frac{8}{8}$ の咬合調整をするよりはリスクが少ないと思われたので製作した（**図4**）。しばらく調整を行ったが、義歯だとどうしても力が入らないとのことで断念。結局 $\frac{8}{8}$ の咬合に手をつけることとなり、その後大体1回の治療に1〜3時間かかり、ほぼ毎週診療した。急患で現れることもしょっちゅうであった。

　そうして半年ほど経ったときに事務から多代さんより苦情があったと聞かされた。「半年も通院しているのによくならない。説明もない」。次回、父親を連れてくるのできちんと説明してほしいということであった。確かに症状は完全には消失しない。しかし、最初よりはずっとよいと言っていたではないか。こんなに時間をかけて説明して治療しているのに、説明がないとはどういうことだと筆者は思った。症状がある程度以上消失してこないのは、心身医学的問題が関与しているのではと以前から考えていたので、多代さんと父親との面談ののち、多代さん抜きで父親に話を聞いた。すると、症状が出現する前ぐらいから、部屋に籠ることが多くなり、家で暴れるなど行動がおかしかったことがわかり、父親に心療内科での診察を提案した。父親からぜ

ひ一緒に連れていくと返答をもらい、少し肩の荷が下りた気がした。

　数日後、多代さんから心療内科に行ってきたと報告があった。「心療内科に行けと言うので、行ってきました」。そう言うと黙り込んでしまった。心療内科の先生に連絡をとると「多代さんは一人できました。行けと言われて来たというだけで、何を言っても答えないので何もわかりません。次は必ず保護者を連れてくるようにお願いします」との返事をいただいた。

　「咬み合わせがおかしいだけだから、咬み合わせを治してくれればいいのです。精神的な問題などありません」。話は平行線となってしまった。仕方なく多代さんの話を聞いていくと、彼女が一番心配していたのは、これだけ長く治らないのは顎関節症ではなく、何か悪い病気になっていないかが心配であり、筆者がそれを隠して説明しないのではないかということであった。

　多代さんには、悪い病気ではないこと、咬み合わせだけでなく、咬み合わせを確認するために上下の歯をつねに接触させていることなども筋肉の緊張を誘い、症状と結びつくことを説明した。また、現在、多代さんは大学院で論文を書いているが、教授との意見が合わないこと、同僚とうまくいっていないことなどを話してくれた。悪い疾患の可能性はないことを聞いて安心したようであり、現在の生活でのストレスについて話をしていくうちに、多代さんの硬かった表情が少し崩れた気がした。

　症状が落ち着いた現在も、たまに来院する。先日も「咬み合わせが合わなくて首が痛い」と言っていたが診察し、問題ないから調整しないほうがいいと言うと、「問題ないなら様子をみます」と素直に納得するようにまでなり、ほっとしている。

💬 真の治療効果とは？

　治療効果について考えてみる。たとえば、咬合を調整した後、腰痛が治ったとしよう。咬合調整したことが腰痛に影響を与えたと考えられるであろうか？　現象だけを捉えれば咬合調整したら腰痛が治った。咬合が原因だったということになるが、当然ながら問題はそんなに単純ではない。治療効果にはさまざまな要因が絡んでいる（**図5**）。真の治療効果を知るためには、自

```
┌─────────────────────────┐
│        治療効果          │
└─────────────────────────┘
            ↓
┌─────────────────────────┐
│  真の治療効果＋自然消退   │
│  ＋プラセボ＋ホーソン効果 │
└─────────────────────────┘
```

図❺　見かけの治療効果

然消退、プラセボ、ホーソン効果を引いて考えなければいけない[1]。

　顎関節症は、自然消退が期待できる（self-limited）疾患であるとされているが、近年腰痛、たとえば椎間板ヘルニアなどでも率は低いながら自然消退がみられることがわかっている。プラセボについては、以前は自己暗示や思い込みと思われていたが、最近では脳内において機能的な変化が起こるために生じる現実の現象であるといわれている[2]。また、ホーソン効果とは、患者さんが医師の期待に応えようとして早くよくなるよう努力することを示す。これらを含めたものが見かけの治療効果であり、真の治療効果はこれらを差し引かなければわからない。ただ治療において、真の治療効果だけをみることは不可能であり、逆にその他の効果、とくにプラセボをいかにうまく使うかということも重要である。

　医療の場のコミュニケーションは特殊である。とくに顎関節症が絡んでいるような症状の初診患者さんの診療にあたって困難なのは、まず患者さんの本当の問題があきらかではない場合が多いことである。とくに全身症状を併せて訴えるような場合は、そのなかで症状の背景にある患者さんの心配、事情、期待、生活への影響など心理社会的問題を知ることが求められる。

　磯部先生は、その著書のなかで、40歳代男性が咳と発熱の症状で来診したときのことを書かれている。症状を聞いて「感冒」（風邪）と診断し、薬を処方、日常生活での対処などを説明したが、患者さんの態度に違和感を覚え、「3日経ってよくならなかったら、またいらっしゃい」と言って離室を促したところ、患者さんは診療室を出る間際、ドアの取っ手に手をかけたと

きに「先生、エイズってことはないですよね」と言って振り返ったそうである。患者さんに帰り際に声をかけると一番知りたかったことを聞くという、いわゆる「ドアノブ質問」ということであるが、よく話を聞いてみると、3ヵ月前に東南アジアに出張したときに思い当たることがあり、症状はいつもの風邪と同じであるが不安が募り我慢できず受診したという次第で、念のため血液検査などを行い納得してくれたそうである。ちなみに HIV ウイルスは陰性だったらしいが、磯部先生は、「他に何か心配されていることはありませんかと？」と一言尋ねていれば異なる展開になったのではと、「患者の思い」に対しての配慮が欠けていたことを反省している[3]。

　治療効果を上げるためには、患者さんが何を求めているかをいかに早く知ることであり、また治療自体だけでなく、さまざまな要因により治療効果が左右されることを忘れてはならない。

【参考文献】

1）矢谷博文：顎関節症と咬合との関係 根拠に基づく考察（解説）. 日本歯科医師会雑誌, 63(4)：403-410, 2010.
2）井川雅子：Dr.Charles S Greene らの「プラセボ効果」論文に寄せて. Quintessence, 29(4)：873, 2010.
3）磯部光章：話を聞かない医師 思いが言えない患者. 集英社, 東京, 2011.

2 口の中がしょっぱくなった！
プラセボと４ステップマーケティング

「すべてのものには学ぶべきことがある」

ヘレン・ケラー

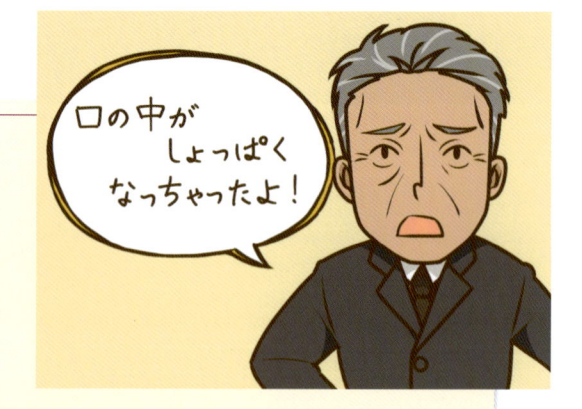

患者：御根ごね太、65歳、既婚男性、
　　　会社経営

主訴：歯が痛くて食べられない

現病歴：仕事が忙しくて歯科へ通院する
　　　　時間がなく、かなり以前から歯が痛くなっているが、これまでの歯科医院の治療方
　　　　針に不満のため、紹介で来院

既往歴：高血圧

現症：う蝕多数、歯周病

診断：通常の歯科治療が必要

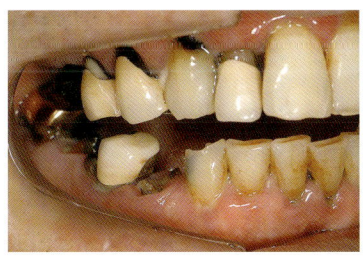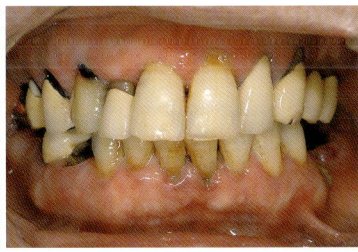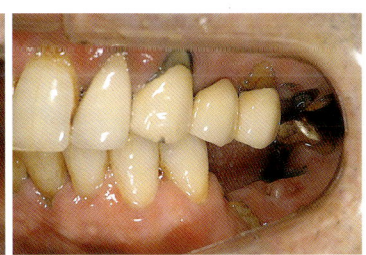

図❶　初診時の口腔内写真

　「ちょっとだけ治療して、また次来てとのいうのは困るんだよ！」。ごね太さんは、顔をしかめながら、厳しい口調でこう繰り返した。

　会社を経営していて忙しいためか、ごね太さんの口腔内はボロボロであった。聞けばこれまで通院していたところでは、治療が毎回十分程度で終わってしまい、何回も通わされるし、先生はあまり診てくれないし、いつも女の子がやってくれるが痛いので嫌だったとのこと。なるべく１回の時間を長くして早く終わらせてほしいというのがごね太さんの希望であった。

　口腔内はカリエスで残根となっている歯が多くみられ、とくに下顎左側臼歯部は残根が破折しており、確かに咬むと痛そうであった（**図１**）。ここ数ヵ月はお粥のようなものしか食べていないが、それでもできれば歯は抜きたくないとごねる。本人が抜きたくないといえば抜かないのは当然であるが、無理して残した結果、何年かして抜くことになったとき、大抵は仕方ないと思うか、ここまでもったことに感謝してくれるのであるが、患者さんによっては治療したのにこれしかもたなかったと苦情をいう人もいる。ごね太さんの場合は、後で問題が出そうな気がして、残らない歯は抜歯することで同意してもらった。ダメな歯は抜歯し、右下、左上臼歯部はインプラントを行い、残す歯の根管治療を行った。

　そうしたある日、「根の治療を行ってから背中が痛くなってつらい、根の中に入れている薬が合わないので変えてほしい」との訴えがあった。根管へ貼薬したのはカルシウム製剤であり、筆者はそんなことはないだろうと内心思いながらも、これを否定すると治療がうまくいかなくなると考え、ごね太

さんには背中が痛くなったことを否定せず、「そうですか、では別の薬にしてみます」と言って同じ薬を貼薬してみた。2週後に来院したごね太さんは「前回より背中の痛みはよくなったが、まだ少し痛い」と訴えた。少しよくなっているなら薬の影響ではないなと思った筆者は、「では、また別の薬にしてみましょう」と言って、また同じ薬を貼薬してみた。これを3回ほど繰り返したところ、背中の痛みは消失した。

これはどう捉えたら、よいのであろうか？

「前後即因果の虚偽」「時系列的証拠」という言葉がある。われわれは一般的傾向として、自分では気づかぬままに、予兆とそれに引き続いて生じたように見える出来事の間に因果関係を構築しがちなものである。複数の出来事を結び付け、それらの間に因果関係を確立するというこの自然の流れの傾向は、大部分の生物でみられ、プラセボの仕組みを説明するのに最も用いられる説の一つであり、これが「前後即因果の虚構」（時間的前後関係をただちに因果関係に結びつける誤り）といわれている[1]。

また、一連の出来事が時系列的に起こっているのに、われわれはそれを薬の効果だと思い込んだり、薬の効果であると信じ込まされたりする。プラセボのメカニズムには多数の要因がかかわっているが、その一つとして、ある治療行為とある症状や疾病の治癒とが連続して起こることが挙げられる。このような「時系列的証拠」こそが、さまざまな革命的・奇跡的治療法の効果に対する信頼の大多数を生み出すもととなっている。起こったことが順序であるか、結果であるかは重要なところであるが、ある治療によって症状が治まる癖がついた人は、同じものを与えられるたびごとに治癒を再現する傾向があり、これは偶然の一致ではなくて治癒への条件づけであり、その人にとって疑いなくプラセボの作用のメカニズムの一部をなすものであるとされる[2]。

ごね太さんは、治療が進み大部分の歯がプロビジョナルとなったときに、「口の中がしょっぱくなった」と訴え始めた。そのたびにスケーリングを行うと症状が軽減していたので、即時重合レジンの吸水性によるものであると思っていた。

ある日、急患がいたこともあり、スケーリングを歯科衛生士に任せたこと

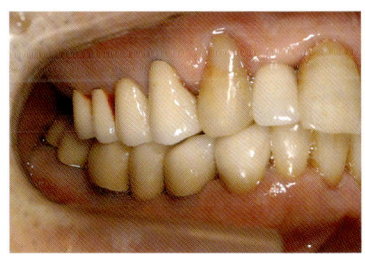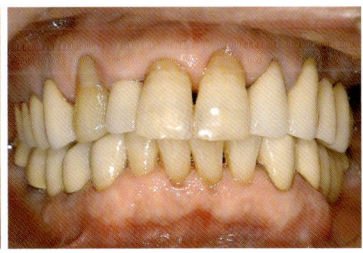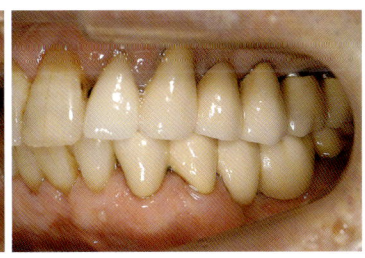

図❷　メインテナンス時の口腔内写真

があった。いつもの倍ぐらいの時間をかけて丁寧にスケーリングをやってもらったところ、次の来院時に「前回、やってもらってから口の中のしょっぱいのがひどくなった」と訴えた。日本の歯科事情としては、まだまだ歯科医師にすべてやってもらいたいと思っている患者さんがいる。ごね太さんもこれまで女の子にやってもらった処置に対し不信感があったため、プラセボの負の症状が出たのであろうか。

　プラセボには、しばしば副作用が伴う。これはノセボ効果と呼ばれる。副作用はプラセボによって治療された患者さんの37%にみられるという[1]。副作用は、医療者と患者さんの関係がうまくいかないときに、行われた治療の種類や患者さんの個性、治療の対象となる症状により出現しやすくなる。ある患者さんでは、プラセボの薬を服用した直後から目が見えなくなり、めまいと嘔吐感、口のまわりのしびれを訴えたという[1]。

　ごね太さんは、それまでの歯科治療体験から来るのではと思われたいろいろな症状が出現したが、何とかそれらを乗り越え、現在では歯科衛生士によるケアを受けに3ヵ月おきに通院している（**図2**）。歯がしっかりしたおかげで体調がよくなり、まだまだ仕事を頑張るとのこと。治療の対象は、目の前の歯だけでなく、歯をもった患者さんであることを再確認する必要がある。

プラセボと4ステップマーケティング

　プラセボは、「偽薬」と訳されるが、プラセボは薬に限ったことではなく、患者さんの病状や症状に対して特定の生物学的影響をもたない偽の治療法を

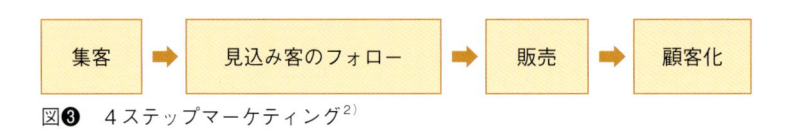

図❸　4ステップマーケティング[2]

いう。

　現在、インターネットの時代となり、情報はあふれ、ほとんどの患者さんは自分の症状について事前に調べている。当然正しい情報もあれば誤った情報もあるわけで、患者さんは自分なりの考えをもって来院する場合が多い。そういう意味ではプラセボに関しても以前ほどは単純には効きづらくなっているのではないであろうか？　たとえば20年ほど前、顎関節症で来院し初診時X線写真を撮り、軽い説明のみをした患者さんから、次回来院時に「前回の放射線療法が効いてすっかりよくなりました」と言われ、何とも答えに困ったことがあった。現在では、疾患教育（患者教育）として、疾患自体に対する知識や自身の病態に対して患者自身が理解することが治療において重要とされており、それらを顧みると、当時治った症例においては自然消退やプラセボが結構あったのではないかと思われる。

　4ステップマーケティングというのをご存じであろうか？　筆者はそもそもマーケティングというような考え方すらしらなかったが、勉強してみるとこれが面白い。通常のマーケッティングは集客、販売、顧客化の3ステップであるという。コンサルタントの石原　明氏は、見込み客フォローを入れて、集客、見込み客フォロー、販売、顧客化の4ステップマーケッティングを提唱している（図3）[3]。これは商品に興味をもった人にどんどん情報を与えて勉強してもらい、あるところまで達するとお客さんになってくれるだけではなく、すでにその商品に対する知識をもっているため、その商品を気に入ってくれているので販売、顧客化がスムーズであるとともに、さらには自分が買っていなくても、他の人にも率先して勧めてくれるということである[3]。

これを歯科に当てはめてみると、歯科疾患に対する知識をとにかく理解してもらう。自分の症状について理解し、どのような治療がいいのかを知ったうえで来院してもらうと治療の説明もスムーズであるということになり、現在いわれている疾患教育（患者教育）が大事であるというところに繋がる。そしてこの疾患教育（患者教育）を、インターネットを使って行うわけである。筆者のクリニックの HP をみて大きな期待をもって来院された患者さんのなかには、筆者と会っただけで目を潤ませる人もたまにいる。このような状態から治療を始められれば本当に楽である。

　最近の研究では、プラセボにも効果があり、実際に患者さんのさまざまな症状に明白な生物・行動的反応を引き起こしていることを示している[2]。プラセボにかかわる要因として、薬の効果に対する印象から起こる「条件反応」、医師・歯科医師の治そうとする行為や言葉自体がもつ「文脈効果」、また改善を期待することで脳内で鎮痛物質であるエンドルフィンが放出されること、さらに中枢の報償系であるドーパミン経路が活性化されることなどから、プラセボは実際の脳内の機能的な変化が起こることによる現実の現象であるといわれている[4]。

　よいプラセボ効果を生むには、良好な歯科医師と患者さんとの関係を築くことであり、患者さんの満足度を高めることは、われわれ歯科医師も気持ちよく診療できることに通じる。

　うまくプラセボを利用できるように心がけたいものである。

【参考文献】

1) Patoric Lemoine（著），小野克彦，山田浩之（訳）：LE MYSTERE DU PLACEBO（偽薬のミステリー）．紀伊国屋書店，東京，2005：92-99.
2) Charles S Greene et al.（著），和田知子，井川雅子（訳）：プラセボ反応：両者はどのように関連しているか？．the Quintessence，29（4）：0874-0890，2010.
3) 石原 明：営業マンは断ることを覚えなさい．三笠書房，東京，2007：186-211.
4) 井川雅子：Dr.Charles S Greene らの「プラセボ効果」論文に寄せて．the Quintessence，29（4）：0873，2010.

3 頭の先から足の先まで
普通とは

「この国は島国だから、なかなか人間の本当の痛みは伝わってこない」

忌野清志郎

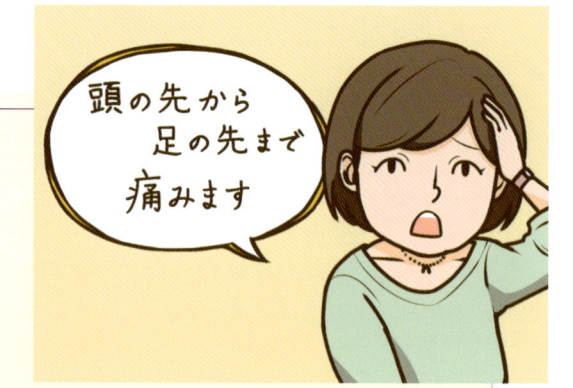

患者：痛見コリ子、36歳、未婚女性、
　　　会社員

主訴：左顎が痛い

現病歴：8年前、|8・8|抜歯、6|抜髄後、
　　　左側下顎のしびれが出現。その後、開口障害、頸部痛、左側顔面の感覚がなくなり、
　　　咬合治療を開始するが、背中の痛み、手足のしびれが強くなり、動けなくなり救急
　　　車で搬送。入院するが異常は見つからず、精神科に入院。以降、咬合専門医に治療
　　　を受けるが、症状が強くなり中断

既往歴：とくになし

現症：開口量50㎜、疼痛なし、左側側頭筋、左右顎関節部、左右顎二腹筋後腹、左右胸
　　　鎖乳突筋、左側僧帽筋に圧痛

診断：左側顎関節症（咀嚼筋痛障害）、その他の症状は不明

「頭の先から足の先まで、順に痛みとコリがあります」

コリ子さんは、とくにつらそうな表情もなく、自然体でそう話し始めた。左側の顎の痛みが主訴で来院したのだが、頭痛、頸部痛、耳痛、目の痛み、腰痛、手足のしびれなど、文字どおり、頭の先から足の先まで、痛みやこりなど多様な症状があるという。

初診の8年前、28歳のときに $\left|\frac{8}{8}\right.$ を抜歯。同時に $\left.\overline{6}\right|$ の抜髄後に左側下顎のしびれが生じる。$\left|\frac{6}{6}\right.$ が高い感じがしたのでいつも噛みしめていたら、口が開きづらく、話しにくい状態が続き、その後首の痛みが増大し、左顔半分の感覚がなくなり、背中が痛み、手のしびれが強くなり、よく物を落とすようになる。大学病院の補綴科で咬み合わせの治療を行ったところ、だんだんと背中の痛み、手足のしびれが強くなり、ついに家で動けなくなったため、救急車で搬送。脳神経外科へ入院しMRIなどの検査を行ったが異常なし。心療内科、精神科へ転科したが、そこでも問題ないと言われたため、整体や鍼灸へ通院。そこで咬合と全身を専門にしている歯科医院を紹介され治療を行うも、だんだんと症状が悪くなるため怖くなり通院を中断。近くの歯科医院で相談したところ、筆者の勤務する大学病院を紹介されたとのことであった。

コリ子さんが持参した咬合治療前のパノラマX線写真からは、当然咬合状態はわからないが、それほど大きな異常はみられなかった。

全体的に症状はだいぶ強いようであったが、コリ子さんの様子からはそれほどつらいようにも見えず、また態度からもとくに精神的問題、パーソナリティー的な問題があるようにも見えなかった。

筋症状が強いことから顎関節症（咀嚼筋痛障害）と診断したが、その他の症状については、筋筋膜痛の関連症状も考えられたが不明である。この当時、筆者は運動療法という武器をもっておらず、スプリント療法を行いながら、咬合状態を確認し、その状態により咬合状態も改善していくこととした（図1）。

スプリントを装着・調整後、朝起きたときの左側の手足のしびれや頭痛に改善がみられたことから、咬合も少し治すこととした。犬歯にコンポジットレジンにてガイドを付与すると、歩きやすい、歩くのが早くなる、しゃべり

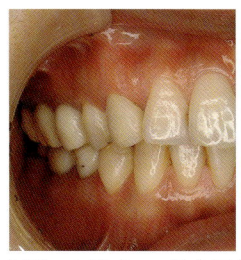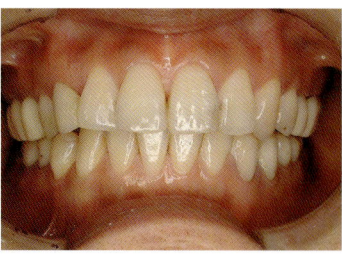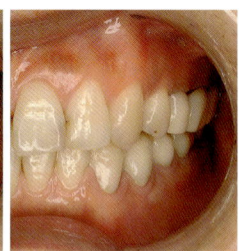

図❶　初診時の口腔内写真

やすい、声が通る、笑いやすくなったなど、さらなる改善がみられた。しかし、犬歯のガイド付与から２週間後に、左側頸部から側頭部にかけての痛みがひどくなり、これまでで一番つらいと訴えられた。模型上でプロビジョナルレストレーションを製作し、中心位にて咬合位を作ってみた（図２）。

　「顎が安定して楽になりました」。コリ子さんは、明るく微笑んだ。

　しかし、プロビジョナルにして２週間後の来院時、左側の手足のしびれが強くなり、歩きづらくなったと訴えられた。その後、２、３年は少し削っては足すという作業の繰り返しで、大抵は頭の血の流れが悪くなり、頭を殴られた感じがする、頭の中が気持ち悪い、背中、肩、腰が痛い、手足がしびれるなどの症状を訴えることを繰り返した。

　訴えに応じ、咬合調整も毎回行っていたわけであるが、ホワイトポイントで、咬合紙で印記されたところを軽く擦っただけでも症状が変わるため、毎回の治療は、まず前回から今回までの症状などを聞き、咬合の確認をして、１ヵ所調整して終わりということを３年ほど繰り返したのであった。そしてその後、少し症状が落ち着いたとき、割れないようにプロビジョナルをメタルで作り替えたりもした。

　そうしたある日、急に来院が途絶えた。そろそろあきらめて他の歯科へ行ったかなと思っていたのであるが、１年ほどしてまたひょっこり現れた。「仕事が忙しくて、海外に行っていたりしたので来院できずすみませんでした」とコリ子さんは、以前のように穏やかに話し出した。

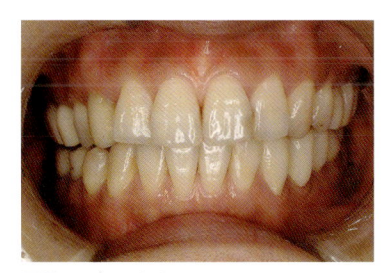

図❷　プロビジョナル

　ちょうど筆者も運動療法を覚えたところであったので、顎関節マニピュレーションを行ってみると症状は軽くなったとのことである。

　しかし、コリ子さんの多様な症状について考えてみると、症状が出始めたのが28歳という年齢であったことから、これらの症状は、たとえば身体表現性障害のような精神科領域の問題が絡んでいた可能性が高い。そこに手をつけてしまったので、話が難しくなったのではないかと筆者は思い始めていた。そうしたある日、その考えをコリ子さんに不用意に伝えてしまった。

　「どこも悪くないのに、症状が出るような病気があるのだけど、最初に何もいじらなければ、こんなことにならなかったのではないかと思いますよ」

　話している途中で、そんなことをコリ子さんに言ったらかわいそうだと気がついたがもう時遅く、いつもは穏やかなコリ子さんがさみしそうな顔で、「そんなこと言ったってしょうがないじゃないか……」と小さく呟いた。

　初診から15年経った現在、プロビジョナルが壊れたときだけ来院する。そのときには、いつも最後に顎関節マニピュレーションをせがまれ、施術後、やっぱりこれをやってもらった後が一番楽ですねと言って、またしばらくは現れない。まあ、いまの状態で普通に生活できているのであれば、このまま何か転帰が起きるまで見守っていくことも必要なのであろう。

　「普通」とは

　普通じゃないと言われて喜ぶ人がいるだろうか？　成功している会社の社

長さんなどは、「社長は普通じゃないから」と言われると喜んで高い値段で契約してくれるらしいし、表現者といわれる役者や音楽、美術関係の人たちも普通ではないと言われて喜ぶのではないだろうか？　またその一方で、「自分は普通です」と言っているのに実際は普通ではない人々、危ない先生や患者さんも多い。むしろ自分は普通であると言っている人ほど、危ないようである。

では、これが病院ではどうであろうか？

患者さんに向かって「あなたは普通ではありません」と言った途端、たいへんなことが起こるのではないであろうか。青ざめる人、怒り出す人、反応はさまざまであろうが、喜ぶ人はまずいないと思う。

普通とは、広辞苑によれば「広く一般的であること、多くにあてはまること」「どこにでも見受けられ、他とはとくにかわらないこと」とされている。

医療における"普通"とは、異常がない、正常であるということになるのであろう。われわれ歯科医師は日々の臨床において診察・検査を行い、診断を下している。そこには正常と異常を分ける診断基準が存在し、健康と病気を分けている。

では、正常とは何であろうか？

正常とは「他と変わったところがなく普通であること、なみ、あたりまえ（広辞苑）」とされ、疾病があるかどうかの判断は臨床所見や検査所見が「正常範囲」にあるかどうか、「顕著」であるかどうかで決められている[1]。「正常値」とは、「正常な人」について得られた検査値であるわけであるが、しかし実際は自覚症状がなくとも検査値が異常であったり、自覚症状があっても異常値がない場合もある。

統計上よく用いられる正規分布による正常値は、平均値の上下で標準偏差値の２倍以内とすることが多く、この場合集団のなかにおける異常者（疾病の有病率）は、つねに５％ということになる。また、同様な統計上の方法で百文位数を用い、検査を健康診断などで多種多様に一度に行うと異常値を示す頻度が極端に増え、１回の検査で異常とされる人は５％であるが、100回検査を行うと99％の人が異常となることが起こり得る[2]。

では、咬合においてはどうであろうか？

　個性正常咬合という言葉があるが、異常を見つけ出そうと思えば見つけられてしまう。

　自覚症状があり、それに見合う他覚的な所見が認められる。これは普通である。自覚症状があり、それに見合う他覚的な所見が認められない。これは普通ではない。しかし、歯科医師が普通ではないと考えても、患者さんはそれを普通と考えていることもある。この乖離を埋められるかが、大きな分かれ道となるのではないだろうか？

　しかし、普通か普通でないかを医学的な観点から示唆できるのは、あくまでも歯科医師であり、つねに冷静に状況を俯瞰し、患者さんとの乖離を埋められるよう対応するとともに、患者さんの状況を広く受け止められる余裕が必要であるといえるのではないであろうか。

【参考文献】

1）久道 茂：医学判断学入門―われわれの判断や解釈はまちがっていないか―．南江堂，東京，1990：19-41.
2）折笠秀樹：臨床研究デザイン 医学研究における統計入門．真興交易医書出版部．東京，1995：9-18.

4 しっくりしない人たち
触らないという選択

「危険に遭わない限り、自分が選択したことのリスクは理解できないものなのよ」

中村うさぎ

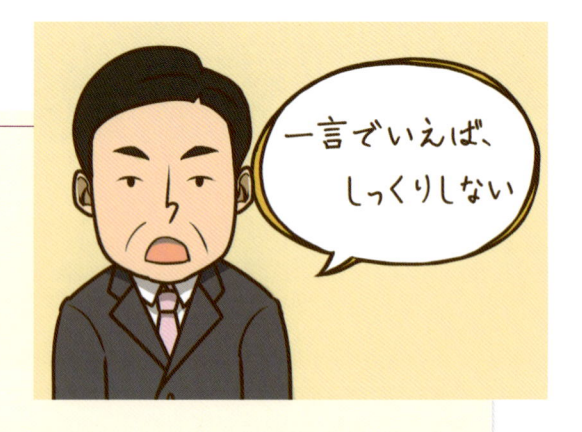

一言でいえば、
しっくりしない

患者：四栗市内、50歳、未婚男性、
　　　会社員

主訴：咬み合わせがしっくりしない

現病歴：右側の下顎臼歯部の治療後、高
　　　さを調整するため、反対側の臼歯を調整。以降、前歯が強く当たり、咬み合わせが
　　　不安定になるとともに、左顎が鳴り、耳鳴りが始まり、首から肩にかけて痛みが出
　　　るようになった

既往歴：末梢神経障害

現症：開口量47㎜、疼痛なし。左側咬筋、胸鎖乳突筋に圧痛

診断：筋筋膜痛、咬合違和感症候群

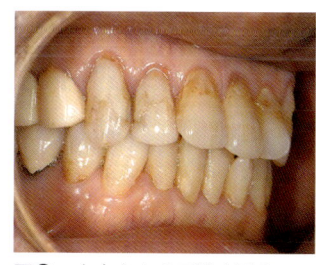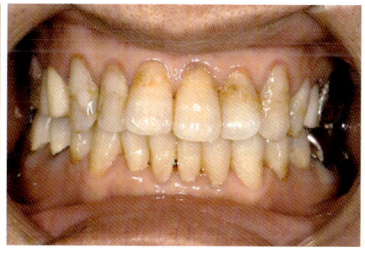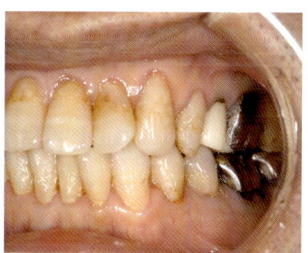

図❶　市内さんの口腔内写真

　「いろいろあるが一言でいうとしっくりしない」。市内さんのこのフレーズを聞き始めて、気がつけば、もう15年近く経つ。

　今日も市内さんはいつものように一通り現在の咬み合わせの状態を訴えた後、いつものように「一言で言うとしっくりしない！」と話を終えた。筆者も、いつものように咬合紙で咬み合わせを確認し「確かに安定してないですね」と言ってユニットを倒し、その後の訴えを聞きながら、これもいつものように左の胸鎖乳突筋のトリガーポイントマッサージを始めた。5分ほどすると「先生、両方で咬めるようになってきました。これで、また様子をみたいと思います」と言っていつものように帰って行った。

　市内さんの診療を始めた当初は怖いほど殺気立っていて、毎日のように来ていたのであるが、いまは月に2回ほどとなっている。市内さんが言うには、もともとは右側の下顎臼歯部の治療を行い、治した歯が低いと言ったら、反対側の臼歯を削られ、そのうちに前歯が強く当たるようになり、咬み合わせが不安定になり，左顎が鳴り、耳鳴りが始まり、首から肩にかけて痛みが出るようになったそうである（図1）。

　大学病院勤務時代に紹介されてきた市内さんは、いつも興奮気味であり、診療中に誰かが筆者に話しかけようものなら、「いまは私が予約している時間だ！　なんで他の話をしてるんだ！」と怒鳴られた。そのわりには「調子が悪い」、あるいは「咬む位置が見つかった！」と言っては予約外でも連絡なしで来院して、すぐ診ろと言う。さらには診療が終わっても、まず診療科

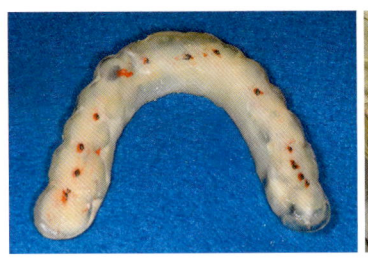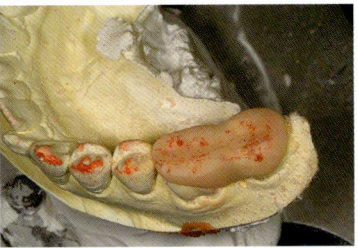

図❷　スプリントや即時重合レジンで対応

受付で文句を言う、次に会計事務で長々と文句を言う、最後に病院受付で文句をつけるという、まったく迷惑な患者さんであった。確かに咬み合わせはデュアルバイトのようであり、安定しないのは事実であった。いつも自分でティッシュを咬んで来院し、ここで咬み合わせを作れと言う。筆者もずいぶんとその位置で咬み合わせを作ろうと試みたが、市内さんの求める咬み合わせは作れなかった（**図2**）。

　市内さんは、ある有名な会社に勤めていたが、診療を始めて3年ほど経ったある日、「会社を辞めて治療に専念したい。専念すればどれくらいで治るのか？」と相談された。筆者は「それはわからないので、会社は辞めないほうがいいです」と止めたのだが、結局は退職してしまった。

　会社を辞めた市内さんは、だんだんと痩せていった。臼歯部咬合面に、コンポジットレジンを盛ったり、即重レジンで咬み合わせを作ったりしたが、そのたびに腕のしびれや腰の痛みを訴えた。あるとき、しびれがひどくなるために、医科大学附属病院総合診療部を紹介した。心身医学的問題があるのではと常々考えていたので、紹介状にそのように書いたのではあるが、いろいろと検査した結果、末梢神経障害ということで、ビタミン剤を処方されただけで戻ってきた。ひょっとして精神科などへ回してもらえたらと思っていたので、正直がっかりしたのであった。

　そうしたある日、左側上顎臼歯部の激痛を訴えて来院した。麻酔をしてみたが、痛みは完全にはとれなかった。そこで、左側の胸鎖乳突筋のトリガー

ポイントをマッサージしたところ、手のしびれも臼歯の痛みも軽減し、咬み合わせも安定してきたというのである。ちなみに以前、市内さんにも顎関節マニピュレーションを行ったが、痛いので嫌だと拒否された。しかし、この事実からすると、市内さんの症状は筋筋膜痛の関連症状と考えられる。

　症状はしばらくすると戻るとはいえ、胸鎖乳突筋のマッサージで、咬合を含めた症状が軽減することがわかってからは、咬み合わせに手をつけるのを止めた。市内さんも、そのころは少しでも咬み合わせを触ると途端に夜寝られなくなることから、歯を触ることに対して消極的になり、右が低い、左が低いと言ってティッシュを噛んでくるものの、いまはこんな感じであると報告するだけとなった。結局、咬み合わせを触らなくなってからは、たまに咬み合わせがよくなるときや、耳鳴りが消えるときがあり、咬み合わせを触らなくなってからが、実はいままでで一番調子がよいのではないかと、口には出さないが市内さんも思っているようであった。現在は毎回話を聞き、咬合の確認と胸鎖乳突筋のマッサージを行うという状況となっている。

　ただ、市内さんは毎回、これまでの経過を含めて同じ話を延々とするのである。そして、なぜか市内さんの話を聞いていると、筆者はだんだんと睡魔に襲われ、目を開けているのに苦労する。他の患者さんではそんなことはないのだが、なぜか市内さんの話は眠くなるのである。話を聞きながら、一瞬寝てしまったこともあった。多分、市内さんも気づいていたかもしれないが、以前の殺気立った感じはなくなり、怒ることもなくなっていた。

🟣 触らないという選択

　しっくりしない患者さんは、ドクターショッピングを行っている場合が多いようである。

　大学病院時代、たまに他大学病院の先生から電話があり、「○○さん来てるよ」と言われたことがある。当時、四国から、都内のあらかたの病院に来ていた道場破りのような患者さんがいた。周りの先生方からうわさには聞いていたのであるが、ある日その患者さんからついに筆者のところに予約が入り、かなり緊張した覚えがある。結局、診療後「先生とは考えが合わない」

表❶ 顎関節症のうち難症例になるケース
（参考文献[1] より引用改変）

| 1. 心身医学的に何か異常がある症例 |
| 2. 神経障害性疼痛 |
| 3. 予期できない骨関節症 |
| 4. いろいろな病変の二次的症状 |

という断りの電話があり、ホッとしたことがあった。また、学会や他の先生の論文に見たことのある口腔内の写真が出ていることもたまにある。

　最近では、いつもお世話になっている先生から、「シマちゃん。○○さん来てるよ」と LINE がきてドキッとしたことがあった。

　では、このしっくりしない患者さんはどうなるのであろうか？　よく、何人の先生が治療しても治せなかったものは、誰がやっても治せないといわれているが、実はそうでもない。プラセボも含んでいるかもしれないが、治療する先生によって治る症例は確かに存在する。前述の先生から「シマちゃん。治ったよ」と連絡があり、ガクっとしたこともある。やはりそこには、知識と経験に裏打ちされた技術的なものがあるのであろう。知らないことはできない。よく心臓外科医が手術は頭でするもの、わかっていないから無駄な動きが出るといっているのに近いのではないだろうか。

　ただ一方で、精神医学領域の問題が根底にあり、歯科的なアプローチをしては絶対駄目という症例も存在するのも確かである。この選別が難しい。筆者もだいぶ痛い目に遭ってきた。しかし、たいてい後悔することになるのは、きちんとした鑑別診断、治療計画がなく、何となく治療を始めてしまったことが原因である。やる気だけでは何ともならないのである。

　中沢勝宏先生（東京都開業）は、顎関節症のうち難症例になるケースとして、心身医学的に何か異常がある症例、神経障害性疼痛、予期できない骨関節症、そしていろいろな病変の二次的症状を挙げている（**表1**）。これらの症例は患者さんが精神的にまいってしまう状態となり、それが患者さん自身や術者を翻弄してしまうと述べている[1]。

咬み合わせは、上下の歯の接触状態のことで、歯の接触は顎関節と咀嚼筋の状態で変わる。当たり前のことではあるが、どうやってよい状態で咬み合わせを診ることができるかが一番の問題となる。顎関節の状態をリセットする手段として、数年前、顎関節のマニピュレーションを勉強した。これを行うことで、顎関節や咀嚼筋の状態をリセットすることが、問題をわかりやすくする。うまくいくと、咬み合わせの問題が歯を触らずに解決できることもある。

　咬み合わせのしっくりしない原因は、咬み合わせにあることも当然ある。しかし、咬み合わせが原因でない、あるいは他の原因が咬み合わせを変えていることもある。

　咬み合わせを触った後に、咬み合わせが原因ではないとすると患者さんは納得するであろうか？　さんざん治療した後に、やはり精神的な問題だといって精神科に紹介されても治療はできないと、精神科医の宮岡 等先生は言う[2]。

　本当に咬み合わせが原因であり、咬み合わせを治療することで治るケースは存在するし、これを治せるのは歯科医師しかいない。ただ咬み合わせが原因と決定する前に、咬み合わせが原因でないという立場からも考えてみることも無駄ではない。

【参考文献】

1 ）中沢勝宏：顎関節症治療するときしないとき．デンタルダイヤモンド社．東京．2008：4-10.
2 ）玉置勝司，和気裕之，宮岡 等：口腔と心身―精神医学ではどう診るか？　デンタルダイヤモンド．10：2007.

5 歯を抜かれちゃったんですよ
コンコーダンスと SDM

「よく『話せばわかる』と言いますが、それは幻想にすぎません。

　本来、人は話せば話すほど互いの立場や考えの違いが明確になっていくものです」

土屋賢二

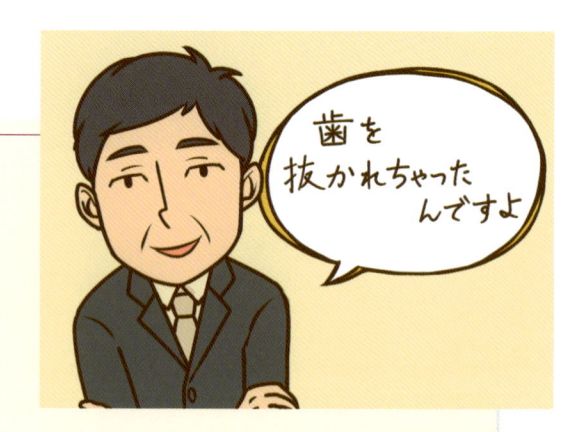

患者：糠 れ太、58歳、既婚男性、
　　　会社員

主訴：開口障害と右側顎関節の開口時
　　　および咬合時痛

現病歴：以前から顎の痛みがあったが、1年前より痛みが強くなり、大学病院受診。スプリ
　　　ント療法を行うが、症状改善しないため来院

既往歴：高脂血症

現症：無痛開口量35㎜、自力最大開口量45㎜、右側咬筋痛。右側顎関節、咬筋浅部・深部、
　　　胸鎖乳突筋、左側顎関節、咬筋浅部・深部に軽度の圧痛。関節雑音はない

診断：両側顎関節症（咀嚼筋痛障害）

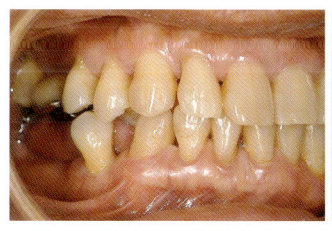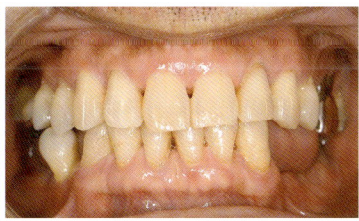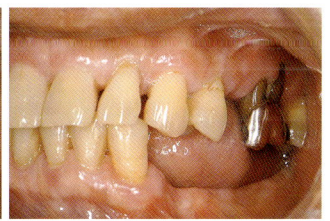

図❶　初診時の口腔内写真

「顎が痛くて大学病院へ行ったら、歯を抜かれちゃったんですよ」

　れ太さんは、明るく話し出した。「抜かれちゃったんですか？」と言葉を反芻しながら、筆者は何か引っかかるものを感じた。

　4、5年前より顎の痛みがあったのを放置していたが、3年前に痛みがひどくなったため、近所の歯科に行ったところ下顎臼歯部が抜歯となった。欠損部は局部床義歯となったが、違和感が強いため入れていられず、ほとんど装着していなかった。そうしているうちに1年前より顎の痛みが強くなったため、大学病院を受診したところ歯を抜かれたらしい。起床時の顎関節症症状が強く、睡眠時ブラキシズムの自覚があるため、スプリントを製作したが、1年通院してもあまり症状の改善がみられないので友人に相談したところ、筆者を紹介されたとのことであった。

　れ太さんは、症状とこれまでの経過を明るく話してくれた。残存歯についても、歯周病が進んでおり、おそらく抜歯となった歯はそうせざるを得ない状態であったことは想像がつく（**図1**）。れ太さんは感じがよさそうに話しているが、その根底には何か澱んだものが隠れているのを感じた。

　大学病院での治療は、おもに開口練習とマッサージ、スプリントの夜間装着。そのほかに $\overline{4}$ を抜歯して義歯を新製したとのことであった。ただ、れ太さんにとっては $\overline{4}$ の抜歯がずいぶんと引っかかっているようで、そのことを何回も訴えた。現在も義歯は違和感が強くて入れていられず、朝はスプリントをしていても、痛くて口が開かないとのことであった。

　これまでの治療は、ブラキシズムを伴う筋症状を主体とする顎関節症への

対応として、基本的に問題はないと思われた。おそらくは日中の噛みしめや TCH の指導も行われたと思うが、れ太さんは理解していないようであった。

　れ太さんは、現病歴を聞いていくと、「顎が痛くて大学病院に行ったのに、そこの歯医者に歯を抜かれちゃった」と何度も訴えた。表情はにこやかだが、大きな不満をもっているのが感じとれた。そのため、担当医とのラポールがうまくいかず、TCH の是正を含めたセルフケアの注意や、開口練習やマッサージなどもあまり理解せず、行っていない可能性が高いと思われた。

　患者さんは、医療者の言っていることをほとんど理解していないといわれているが[1]、とくに不満があればなおさらそうである。

　顎関節症に対する認識のなかで、いまだに存在する大きな間違いは、痛みに対してとにかく安静にすると思われていることである。急性痛があるときは安静が基本ではあるが、その後、ある程度慢性となったときには、動かさないとかえってよくならないのである。ただ、痛くても運動療法のセルフケアを行ってもらうためには、いかにモチベーションを上げるかがカギであり、そのためには実際に症状の変化を体験してもらうのが近道である。

　今回のように慢性的な痛みをもっている場合は、とくに顎関節マニピュレーションが効果的なことが多い。

　実際、初診時にマニピュレーションを行ったところ、無痛開口量が35mmから40mmまで増えた。大抵はこのとき、患者さんに感想を聞くと「なんだか顎が軽くなった気がします」と答える患者さんが多い。れ太さんも同様な感想を述べた。運動療法は2次的なイメージがあるが、実際は即時的な効果があるので、患者さんのモチベーションを上げるのに有効である。症状が軽くなれば、ラポールは築きやすくなるし、こちらの話も受け入れやすくなる[2]。

　「希望が見えてきました」と言うれ太さんに、生活習慣や TCH の是正方法を指導する[3] とともに、自己牽引などセルフケアの方法を教えた[3]。

　次に、睡眠時ブラキシズムから来ると思われる起床時の疼痛と開口障害に対して、どのようにスプリントを意味づけするかである。顎関節症の治療では、スタビライゼイション型のスプリントを用いることが基本であるが[4]、れ太さんのような場合、以前に関節円板転位を是正するために用いられてい

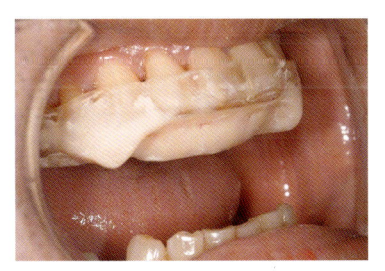

図❷　前方整位型スプリント

　た前方整位型のスプリントを関節円板の復位を目的とするのではなく、力の
コントロールを目的として用いると有効なことが多い（**図２**）[5]。これにより、
起床時の症状はずいぶんと楽になった。最後に、臼歯部の咬合支持を作らな
いと、顎関節や筋へ負荷が改善しないため、義歯の修理を行った。
　こうして、顎関節症症状の改善はみられたものの、れ太さんは通常の歯科
治療には消極的であった。結局のところ、依然、根本には何か引っかかるも
のがあり、心を開くまでには至っていないのが現状なのであろう。その後、
れ太さんは症状が落ち着いたら来院が途絶えた。ひょっとすると、れ太さ
んはまたどこかの歯科医院で「顎が痛いと言ったら、義歯をいじられちゃっ
たんですよ」などと話しているのかもしれない。れ太さんの本当に望んでい
ることを摑みきれなかった気がして、改めて力不足を感じた。

コンコーダンスと SDM

　「歯を抜かれた」「削られた」など、これまで受けてきた治療に、「〜された」
と表現する患者さんがいる。なかには何も説明がなく、歯を抜かれたという
患者さんもいる。気がついたらインプラントになっていたと話す患者さんも
いたが、まさか担当医が手品師ではなかろう。ただ、「〜された」という患
者さんは、行われた治療に納得していないということは確かであると思う。
　納得していない理由としては、当然、患者さん自身の考えと医療者の考え
との乖離が大きいことが考えられる。一般的に、医学的な正解とは存在する
のであろうか？　医学と医療は違う。医療とは患者さんがよくなっていくた

めのサポートであるとよくいわれている。ただ、これは患者さんの言うことを何でも聞くことではないはずである。

　コンコーダンスという概念が提唱されている。これは当事者（患者）の考えと医療者の考え（治療方針を含む）が一致するように、両者の考えを尊重し合うことであり、わかりやすくいうと、患者さんを自分の身体の専門家として、医療チームの一員として考え、一緒に治療方針を決定していくことである。つまり、同等な立場でさまざまな情報を共有し、最良の方法を見つけていくことである。そして、コンコーダンスの概念に則した診療行動をシェアード・ディシジョン・メイキング（SDM）という。SDMで重視しているのは、「患者の状況」「治療の特徴」「治療の選択肢」といった情報提供である。米国の研究では、患者さんの診療への満足と医師への敬意には強い相関があり、診療の満足に影響を与える要因は、医師の発言量や頷き、相槌の量よりも情報提供が最も重要で、これにより患者さんは診療に関与している思い、診療満足度を高めて医師に敬意をもつようになるとされている[6]。

　とはいえ、患者さんはそれぞれ価値観が違う。当たり前のことである。もう自然に抜けてしまうのではないかという歯を、非常に大事にしている患者さんに会ったことがある人は多いと思う。医療とは、結局は患者さんの納得をいかに引き出すかと思う。納得を引き出すためには、情報提供だけではなく患者さんの意見を聞き、何が最良の治療かをともに考えていくことが、患者さんの納得に繋がるのではないかと思う。当然、ここで意見の乖離が埋められなければ、それ以上は進めるべきではない。

【参考文献

1）村田幸生：なぜ、患者と医者が対立しなければならないのか？　医療の不確実性の認識をめぐって．へるす出版，東京，2011：115-133.
2）顎関節症臨床医の会（編）：顎関節症運動療法ハンドブック．医歯薬出版，東京，2014.
3）顎関節症臨床医の会（編）：顎関節症セルフケア指導ハンドブック．医歯薬出版，東京，2018.
4）田口望：キーワードでわかる顎関節症治療ガイドブック．医歯薬出版，東京，2016.
5）顎関節症臨床医の会（編）：顎関節症スプリント療法ハンドブック．医歯薬出版，東京，2016.
6）クリスティーヌ・ボンド（編），岩堀禎廣，ラリー・フラムソン（訳）：なぜ患者は薬を飲まないのか？　「コンプライアンス」から「コンコーダンス」へ．薬事日報社，東京，2010.

Column 5

日常臨床で心理療法を行うことは可能か？

　わが国では国民皆保険制度の影響もあり、保険診療を行う場合には、1人の患者さんに割ける時間が限られてくる。これは歯科に限ったことではなく、精神科でも同様のようである。

　『日常臨床における精神療法－10分間で何ができるか－』という書籍がある。そのなかで中村は、「優れた臨床家はあえて精神療法と銘打たずとも、患者の回復を促す技法を自然と身につけているものである」として、医療者の言葉や診療姿勢は精神療法的アプローチと呼ぶことができるとしている[1]。

　また、青木も「理論や技法以前に、ていねいに患者さんの話を聞き、そのつらさをねぎらうという、技法以前の要因、すなわち支持的精神療法が大きく効いていると感じることが少なくない」と述べている。さらに、「それに加えて精神療法を行う人の人柄の影響も大きい。時には人柄が一番効いているのではないかとさえ思う事がある」として、これを「人柄精神療法」と名づけるとともに、「精神科診療において理論と技法が占める割合は、思っている以上に少ないのではないか」としている[2]。

　以上より、心理療法を修得して実践することは意義があることと思われるが、まず日常臨床において、支持的精神療法（受容、傾聴、支持、共感）をしっかりと行えれば、それだけでも十分に効果があるといえる。

【参考文献】

1 ）中村　敬（編）：日常臨床における精神療法 10分間で何ができるか 第 1 版．星和書店，東京，2016：1-25.
2 ）青木省三：こころの病を診るということ 私の伝えたい精神科診療の基本 第 1 版．医学書院，東京，2017：245-248.

6 先生は死んだと聞きましたが……
コミュニケーションがとれない患者さんへの対応

「死んだはずだよ　お富さん」

春日八郎

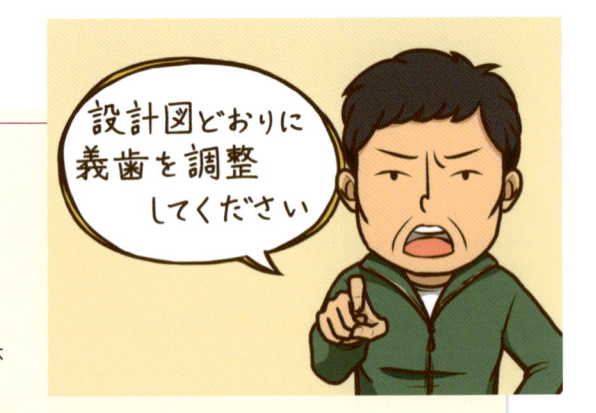

患者：妄想です乃、56歳、既婚女性

主訴：咬み合わせが合わないので、体
　　　調が悪い

現病歴：20数年前、急に原因不明のめ
　　　まいや手のしびれが出現。咬み合わせが原因と思い歯科で治療を開始し、咬合理論
　　　を確立（？）したが、症状はとれず

既往歴：精神疾患？

現症：開口量42㎜、痛みなどなし

診断：咬合違和感症候群

「島田先生は死んだと聞いたのですが、本当ですか？」

　ある日、です乃さんから、このような問い合わせがあったと、以前勤務していた大学病院から連絡があった。思わず苦笑いをしながら筆者は、「死んだと言っておいてください」と答え、ちょっと変わった患者さんであったです乃さんのことを思い浮かべていた。

　です乃さんは、当時56歳の女性。筆者の大学病院勤務時代に、咬み合わせを主訴に専門外来に来院したのであるが、ジャージを着て体格ががっちりとして丈夫そうな感じで、話し方もはきはきしており、あまり調子が悪そうには見えなかった。「大阪の浪花先生と喧嘩しながら治療を続けてやっとここまで咬み合わせがよくなり、体調も回復してきたのに東京に出てこなければいけなくなって本当に残念だ」と、です乃さんは話し出した。

　体調が悪くなったのは20数年前、急にめまいや手のしびれが起きたが、どこの病院へ行っても原因がわからなかった。10年ほど前に雑誌で「原因のわからない症状は咬み合わせに問題がある」ことを知り、何軒か歯科医院を訪ね浪花先生を見つけ出し、治療が始まったという。毎回、浪花先生と咬み合わせについて議論し、喧嘩もずいぶんとしたけれども、苦労の末やっといまの咬み合わせまで辿り着いたと目を細め、遠くを眺めるように話してくれた。3年前に仕事の関係で東京に来ることになり、いろいろと歯科医院を訪ねたが、うまくいくところがなく、専門外来がある筆者の勤務していた大学病院を探してきたということである。

　上顎は 2 1|2 欠損、下顎は 7 6|6 7 欠損。5 4|4 5 には内冠様の補綴物がみられ、スプリント様の義歯が装着されていた（図1、2）。義歯の咬合面はフラットであり、咬合高径はかなり高く、装着すると残存歯は全然咬み合っていなかった。

　「義歯の咬合面の角度を、前後にもう5°、外側に3°つけてほしい」と、です乃さんは何やら設計図のようなものを取り出した。そこには事細かに咬合面の形態についての図が描かれており、それを説明し、指示し始めた。「そのとおりにやったら、全然咬めなくなるな」と思いながら、です乃さんの言うとおりに咬合面形態を直し、義歯を装着すると「体がまっすぐになってき

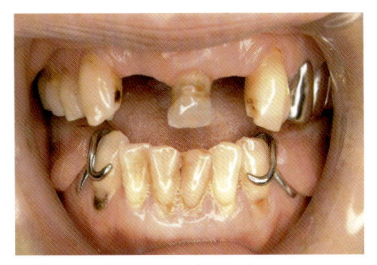
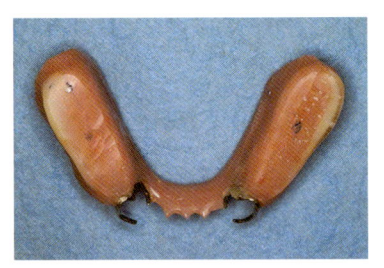

図❶　です乃さんの初診時　　　図❷　スプリント型義歯

て、気分がすっきりしてきました」と、です乃さんは喜んだ。筆者には本当によくなっているとは信じられなかったが、です乃さんは喜んで帰って行った。しかし、２週間後に来院したです乃さんは、「１日で調子が悪くなりました。もう少し角度を直してください」と言うと、また筆者に細かく指示を出し始めた。２週間ごとに同様な調整を行うが、調整時には症状はよくなるものの大抵は２、３日で調子が悪くなっていった。ただ、です乃さんは見た目にはそれほど調子が悪いようには見えず、かなり饒舌であり、治療の合間にこれまでの治療についての話をしてくれた。ただその内容は、次第に理解しがたいものとなっていった。

　「某国立大歯学部（実名であった）では、患者として教壇に立って学生に授業をしてきた。学生からはずいぶんと質問された。授業が終わると研究室でお茶を飲みながら教授や他の先生と議論を交わしたのは、本当に楽しかった」。そんなことがあるのかと聞いていたが、「私の咬み合わせの理論に教授も驚いて教わりに来ていた」「大阪でも浪花先生とは本当にすごい喧嘩をしたが、一緒に咬み合わせの理論を作っていった」と、話はだんだんとエスカレートしていった。

　こうして、毎回同じようにです乃さんの言うことを聞きながら、これでいいと言うまで義歯の調整を繰り返した。咬み合っていることよりも、咬合面の角度が気になるようで、角度をつけながら咬み合うようにするというたいへん変な調整であったが、大抵は２日ほどで調子が悪くなり、数ヵ月過ぎたころから、「なんでこの設計図どおりにできないのか」としつこく言い始め

るようになった。

　そうしたある日、病院事務に呼ばれ、です乃さんから苦情があったと言われた。

　「です乃さんから、島田先生が毎晩ジープで家の前に来て騒いでいるので寝られないし、近所迷惑なので何とかしてほしいと苦情がありました。心当たりはありますか？」

　筆者は自慢ではないが、運転免許はもっているもののペーパードライバー（もちろんゴールド）であり、ほとんど運転したことはない。当然ジープはもっていない。それよりも、そんなことをするはずがない。まあ、事務の人は「そうですよね」と言って信じてもらえたようだった。このことについて、です乃さんには確認しなかったが、彼女の態度はとくに変わらなかった。その後、1ヵ月もしないうちに、また事務に呼ばれた。

　「また、です乃さんから苦情がありました。島田先生は、テレビ局の女子アナと浮気をしていて、毎晩2人でヘリコプターに乗って私の家の上で騒いでいるので、止めさせてほしい」と言っているとのことであった。「心当たりはないですよね？」と事務の人に言われ「ヘリコプターに乗ったことはないですね」と答えた。当然、女子アナと浮気したこともない（怖い話だ）。本人に確認するのは怖い気がしてできなかったが、やはり診療時の態度は変わらなかった。

　です乃さんの訴えは次第にエスカレートしていった。診療時において、咬み合わせ、とくに義歯の咬合面の形態についてこだわること、信憑性のない話を繰り返すこと、いつもジャージ姿で現れること以外は、普通に礼儀正しく、会話も普通にできるため、話を聞きながら治療を続けていった（**図3**）。当時は、精神疾患についてとくに考えていなかったため、変な患者さんだとしか思っていなかったが、後から考えると明らかに妄想である。

　です乃さんの治療は1年ほど続いたが、ある日、娘さんと一緒に来院した。このような場合、たいていは症状からくる QOL の低下から、家でも困っていることが多く、「いったいどうなっているのか？」と確認に来ることが多い。精神疾患などが絡んでいてよくならないのだろうとは思っていても、確かに

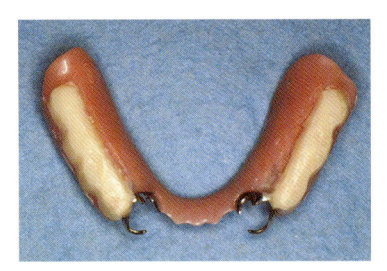

図❸　義歯調整

長く通院しているが、症状はよくなっていないので、家族が現れたと聞くと、少し後ろめたさを感じドキッとしてしまう。このときは娘さんから、「母親からついて来いと言われてついてきただけです」と不機嫌そうに言われて、その真意をはかることができず、「なかなか難しいですが、頑張って治したいと思います」などとしどろもどろに言った覚えがある。

　その後、です乃さんの妄想は、それまで黙っていたものが出てきたのか、急に進んだのかはわからないが、次第にひどくなっていった。

　ある日、封筒に入った結構な量の書類や写真を持参した。「実は、ある教団（実名）の教祖にかわいがってもらっていたが、急に恨みを買って狙われるようになった。家には毎日窓の隙間から毒ガスが流される。外に出ればつねに尾行されている」と言う。書類には、教祖から狙われていることについての話が長々と書かれており、毒ガスが入ってくるという風呂場や台所の写真が何枚もあった。一応、警察に相談したほうがいいと言っておいたが、警察もグルだと言うので、それ以上は何も言えなかった。

　その後、ついに来院が途絶え、他の大学病院に現れたとの話を聞いたが、筆者のところへはその後連絡がなかった。そして、退職した以前の職場に急に現れ、冒頭の発言があったというわけである。ただ、よく考えると全身症状改善のために義歯の調整を求めていたわけであり、コミュニケーションがとれず、乖離が埋められなければ、今回のように患者さんが諦めるまで永遠と治療が続くことになるであろう。

コミュニケーションがとれない患者さんへの対応

　コミュニケーションがとれない原因の一つには、患者さんが精神疾患に罹患していることが挙げられる。精神疾患において、妄想とは病的な誤った判断のことであるが、その誤った思考内容について患者さんは訂正不能な確信をもっている。患者さんの訴えの内容が妄想にもとづく場合、治療者はあまりに突拍子のない話の内容に加えて、対応する所見のないこともあって適切な処置を施せないことが多い[1]。妄想が生じた場合、妄想があまりに現実とかけ離れた内容のものであれば、統合失調症か、少し聞いただけでは妄想かどうかわからないリアルな内容であれば、妄想性障害や認知症の周辺症状、重度の気分障害などが鑑別対象となる[2]。

　歯科治療の場面では、患者さんの行動や心理的反応がこれらの疾患の影響を受けて、対応に問題の生じることがあるが、どのような患者さんでも納得下に治療を進めることが原則と思われる[3]。しかし、統合失調症などでは対人関係の障害や妄想など独特の問題があり、このような対応がうまくいかないことがある。ただ、統合失調症は極めて多様な人々からなり、歯科治療への態度もさまざまで、むしろ問題のないことが多いとする精神科医の指摘もある[3]。精神疾患に罹患し通院、服薬中であったり、精神疾患の既往がある場合、歯科治療の必要性があっても治療を敬遠しがちな傾向にあると思う。しかし、患者さんの歯科的な症状の訴えに対する客観的所見が存在する場合は、インフォームド・コンセントののちに通常の歯科治療を行うべきである。

　精神疾患もコントロールされていれば、通常の治療は可能である。しかし、妄想の対象が歯科関連の部位にある場合は、その対応には十分な注意が必要と思われる。

【参考文献】
1）中村広一：妄想にもとづく治療要求への対応に苦慮した症例，さまよえる患者をどう捉えるか　歯科心身医学領域の症例集．デンタルダイヤモンド社，東京，1995：240-243.
2）児玉知之：一般臨床医のためのメンタルな患者の診かた・手堅い初期治療．医学書院，東京，2011.
3）中村広一：精神疾患患者の歯科治療―分裂病患者の妄想への対応―、歯科医のための心身医学　精神医学―用レオ基礎知識の整理―．日本歯科評論別冊，90-94，1998.

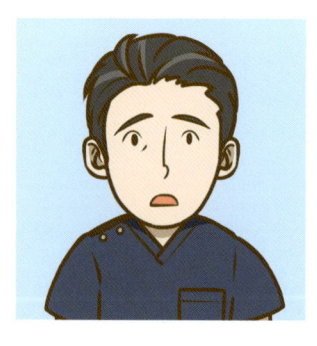

4章
患者さんから学ぶ

1 17人目の歯科医師です
医学は科学ではない

「悲観的になるのは、自分のことばかり考えているから」

斎藤茂太

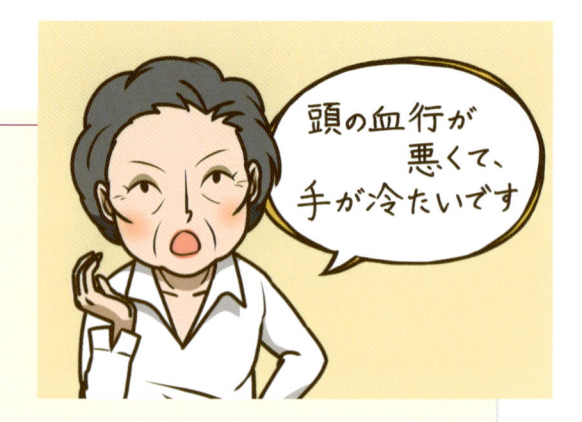

患者：奈尾瀬マス香、62歳、既婚女性、
　　　主婦

主訴：咬み合わせを治してほしい

現病歴：8年前、側頭部のこりが出現。
　　　　整体で咬み合わせが原因と言われ、歯科医院を紹介され、咬み合わせの治療を行う
　　　　がどんどん悪くなる

既往歴：橋本病、逆流性食道炎、涙腺梗塞

現症：開口量45㎜、最大開口時左側に可触性のクリック。左側咬筋深部・浅部、側頭筋
　　　前部、胸鎖乳突筋に軽度の圧痛

診断：咬合違和感症候群

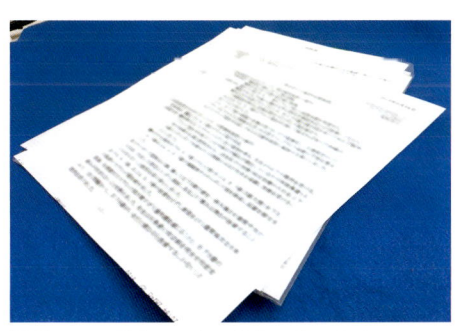

図❶　マス香さんからの詳細に書かれた FAX

「EBM でない医療はおまじない医療で前近代的である。頭ごなしに否定はしないけれど、EBM に逆らった治療は排除すべきだと、医学者として僕は思う」。『チーム・バチスタの栄光』で有名な海堂 尊氏はこう述べている[1]。では、EMB ですべては解決するのであろうか？

咬合違和感症候群の EBM はない。それゆえ対応しうまくいかないときには、精神的要素を思い浮かべながらも、他の先生だったら治せるのではないかと思ってしまう。

マス香さんは頭痛や手足のしびれのために脳神経外科へ行き、歯科治療から症状出現に至った経過を担当医に説明したところ、同様な経緯で脳神経外科に通院中の患者さんを紹介された。その患者さんを診ていたのが筆者であり、その患者さんの紹介で筆者のところに来院した。来院前に、5 枚ほどこれまでの経過と症状について詳細に書かれた FAX が送られてきた（**図 1**）。簡単に内容を紹介する。

42歳のころ、う蝕の治療後、顎がカクカクいうようになる。大学病院で矯正治療を行いカクカクの音が消失。しばらくは落ち着いていたが、またう蝕の治療で体調が徐々に悪くなるが、更年期障害といわれる。

57歳から体調がさらに悪化し、整体、整骨院で治療を重ねる。歯の咬み合わせが悪いと歯科を紹介される。そこで咬み合わせの治療を半年間行ったが、左側頭部の血流が悪くなった感じで頭がボーっとするようになった。そ

の後転院し、さらに咬み合わせの治療を行った。最初は、調整するたびに症状はよくなったが、まだ削るところが残っていたとのことで左側臼歯部を削られたとたん顔の血の気が引き、夜になると目が充血し眠れなくなった。「マス香さんが来ると医院の雰囲気が悪くなる」と担当医から言われ、また別の咬み合わせ専門の歯科医院へ転院した。

そこでも、最初は体調がよくなった。しかし、顎が左に偏位しているとのことで、スプリントを変えながら下顎を右側へ移動させていったが、変えるたびに体調が悪くなった。担当医はこの位置が正しいとの考えであり、左側頭部の血流が悪く髪の毛がパリパリとなり、頭痛が始まった。涙が出なくなり、眼科で涙腺梗塞という診断で切開。首が赤くなり肩こりがひどく、咳き込むようになった。あまりに調子が悪いので、脳神経外科、眼科、耳鼻科、呼吸器科にて検査するも、異常はみられなかった。

そしてまた、他の歯科医院へ行った。やはり最初は楽になったが、毎回行くたびに歯を削るので怖くなって通院をやめた。その後、再び違う咬み合わせの専門医に治療してもらったが、また治療をするたびに体調が悪くなり、脳神経外科の先生に相談すると、「あなたの歳で顎の位置を変えるのは負担がかかりすぎるようなので、治療はやめて1年ぐらい休みなさい」と言われ、咬み合わせの専門医のところは終わりにした。

その後、近所の歯科に行き、少し調整をしてもらったら、最初はよかったが目の奥がきつくなってきた。そして再び脳神経外科の先生に相談したところ、筆者を紹介されたということであった。簡単に紹介するつもりであったが、長くなってしまった。ここまでに出てきた歯科は16軒、医科は4軒、整体は4軒である。

医科では何軒も通院してよくならないものは、その診断に問題があるのではないかと疑う。しかし、歯科では前医のやり方が悪いのではないか、自分なら治せるのではないかと思う傾向があるといわれている。16軒に足を運んでもよくならないものを自分が治療してよくなるかどうかを考えれば、難しいと考えるのが普通であろう。それでも、紹介されて来るからには何とかしなければならないという思いと、どんな患者さんが来るのかという怖さで、

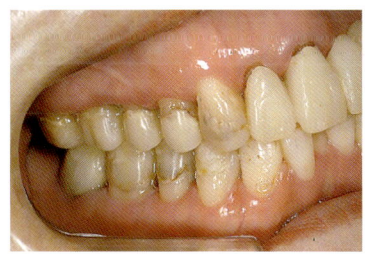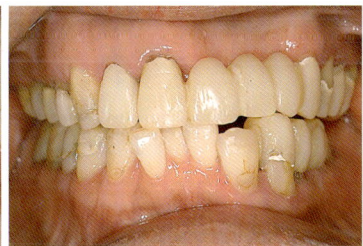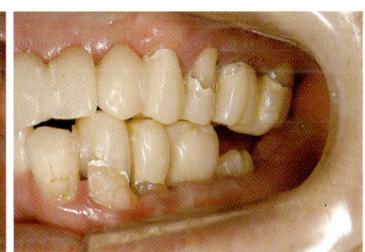

図❷　初診時の口腔内写真

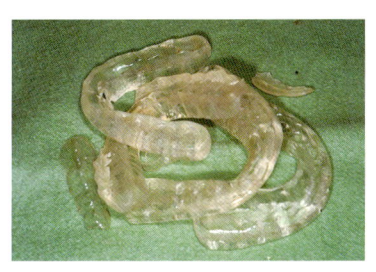

図❸　スプリント

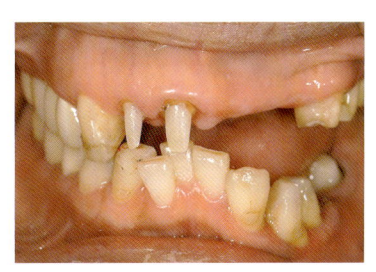

図❹　左側臼歯部

筆者は来院当日少し緊張していた。

　そうして当日現れたマス香さんは、大柄な女性で、診療室に入ってきた感じは普通で、とくに神経質な感じなどはみられず、左側頭部の血行が悪いとのことであったが、見た目にはそんなに血行が悪いようには思えなかった。

　口腔内を診ると、上顎は|1〜3|が欠損であり、|3|を除いてプロビジョナルが装着されている。|7〜4|4〜7|がプロビジョナルとなっていた（図2）。スプリントは現在していないが、これまでに使った多くのスプリントを見せてくれた（図3）。下顎は|4〜7|が近心にかなり傾斜しており、動揺もみられた（図4）。左側を無理に高くしていったため、小臼歯部が傾斜してしまったのではないかと思われた。

　全身症状と咬み合わせの関連については不明ではあったが、咬み合わせが悪いことは確かではあったので、スプリント療法から治療を始めることとなった。

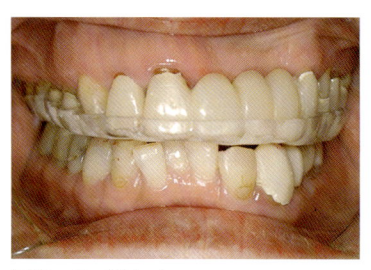
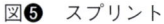
図❺　スプリント

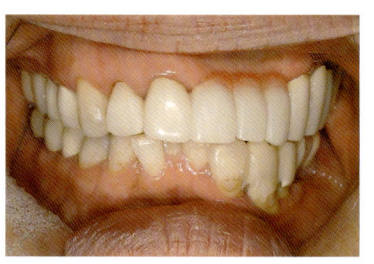
図❻　新しいプロビジョナル

　マス香さんは通常の中心位で作ったスプリントでほとんどの症状は軽減した（図5）。「左の頭の血の流れがよくなってきました。手足があったかくなってきました」と喜んだ。あまりに症状が簡単によくなったことに対して、そんなに難しい症例ではなかったのかなと半信半疑ながら思っていたところ、「症状が戻って、以前よりも悪くなった」との電話があった。やはり簡単ではなかったのである。

　マス香さんは、積極的にセルフケアを行ってくれるよい患者さんであり、咬み合わせの治療により症状も変化はするもののなんとなく落ち着いてきたので、プロビジョナルを新しくした（図6）。ところが、新しくしたあたりから、また症状が強くなってきた。そのうちに「これ以上通院できないので、他の歯科へ行きます」との連絡があり、「仕方ないですね。うまくいかず、申し訳ありませんでした」と謝った。

　ただその後、マス香さんが新しい歯科に通院していること、左側下顎臼歯部を抜歯し、インプラントにして調子がよいとのことを聞き、やはり自分のやり方がダメであったかと落ち込んだ。しかしその後、やはり調子が悪くなり、遠くのまた違う歯科に通って矯正治療を始め調子がよかったが、やはりしばらくしてまた調子が悪くなってきたという。

　ここまでの話を読んで、読者諸氏はどう思われるであろうか？　どこの治療でもマス香さんは、最初はよくなるが最後に症状は戻ってしまう。自分ならもっとうまくできると思われる先生もいるかもしれない。しかし、筆者を

含め20軒ほどの歯科へ行っても治らない患者さんとなると、何か別の問題を疑う必要があると考えられる[2]。

海堂氏は、こうも述べている。

「人生には落とし穴はたくさんある。ではどうしたらいいか？　答えは簡単だ。落とし穴の場所を知り、近づかないようにすればいい。また事前に落とし穴の存在を知っていれば落ちなくて済む可能性は高くなる」[1]

落とし穴の場所がわかれば苦労しないが、落とし穴があることを自覚し、落ちないよう気をつけることは可能かもしれない。

 ## 医学は科学ではない

EBM とは、目の前の患者さんに対して、最も質の高い医療を提供するための方法論である。しかし、科学は誰がやっても同じ結果が出ることであり、われわれが知りたいのは個人の運命なのに、科学が教えてくれるのは、あくまでも確率論的な情報となってしまう。

「医学は科学ではない」といわれている。その根拠として、「同じ患者は存在しない」「医療者自身の技術の差が存在する」「見えない部分での治療効果の影響」などが考えられている。そして、「名医が存在すること自体が、医療は科学ではないことを証明している」という。それゆえ医学は普遍的なものでなく、変化していくものであると考えられる。新たな知見が発見されれば、これまで信じられていたことは否定されることになる[3]。

その一方でレスキューファンタジー（救済者幻想）という概念がある。医療者が患者さんに対して、私なら救えるのではないかという万能感をもち、通常行わないようなことを、範囲を超えてやってしまうことをいう。「医学は科学ではない」としても、治療を行うことで、医療者も患者さんも疲弊してしまうのであれば、治療しないほうがよかったことになってしまう。そのような意味では、ある程度の基準がないと、判断のしようがないので EBM は大事である。ただ、EBM をすべてに当てはめるのではなく、これを一つの基準として、自分の技量と経験をもとに、難症例に対応することが必要となるのであろう。そして、そのときに大事なのは、患者さんが何を希望して

いるのか、主訴、主観的症状と客観的症状の整合性などを、医療面接を行うなかで確認し、どのようにしていくのがよいかを患者さんと十分話し合うことが、結局は、後でトラブルを起こさないために必要ではないかと思う。

　では、20人もの歯科医師が寄ってたかっても太刀打ちできない患者さんの症状を、どう考えればよいのであろうか？　患者さんからの情報では、途中まではよくなるのであるが、最後には具合が悪くなるというのを繰り返している。難症例のなかには、意識、無意識はあるようだが、治ると困る患者さんというのが存在する。詐病は、経済的または社会的な利益の享受などを目的として病気であるかのように偽る詐偽行為であるが、これは意識的である。無意識とすると疼痛行動といい、痛みを訴えることで周囲がやさしくしてくれるために、病人を役割として担ってしまうことで症状が改善しないことなどが考えられる。ただ、マス香さんの症状を考えたときに、よく考えれば訴える全身症状は、通常ではあまりみられない自覚症状であり、他覚的評価が難しいことからすると、結局、最後には調子が悪くなってしまうのは、心身医学的な問題が根本的に隠れている可能性が考えられる。いずれにしても落とし穴に落ちないようにするには、医療面接などで、落とし穴の存在を探し、落ちないように十分な注意が必要なのであろう。

【参考文献】

1）海堂 尊：トリセツ・ヤマイ　ヤマイ世界を俯瞰する．宝島社，東京，2013：248-249.
2）玉置勝司，和気裕之，他：咬合治療が困難な患者さんの精神医学的な特徴とその対応に関する検討．歯科臨床研究，クインテッセンス出版，東京，2007：14-20.
3）米山公啓：医学は科学ではない．筑摩書房，東京，2005.

Column 6

これでいいのだ！

　筆者は、1970年ごろ、千代田区の小学校に越境通学していた。近くには神田の本屋街があり、毎日授業が終わると本屋へ行き、何時間もマンガを立ち読みしていた。いまの小学生が塾で忙しいことを考えれば、何ともやる気のない小学生であった。

　当時、アポロ11号が月面に着陸し、わが国でも万国博覧会が大阪で開催されるなど、世の中で大きな変化が始まっていた。「常識という奴とおさらばした時に自由という名のキップが手に入る」という歌とともに、カップヌードルが初めて発売されたときでもある。

　そんななか、小学生だった筆者の心に残る作品があった。赤塚不二夫の「天才バカボン」である[1]。毎回、常識ハズレで、はちゃめちゃな展開が繰り広げられ、最後にバカボンのパパの「これでいいのだ！」という一言で収まる。「そうか、これでいいのか……」という衝撃から、常識にとらわれないという潜在意識が刷り込まれ、難症例に遭遇したときに、驚きよりも興味が勝り、その症例に入り込んでしまうようになったのかもしれない。

　現実の臨床では、難症例に対して「これでいいのだ！」と言って解決するわけではないが、「これでもいいのか……」という気持ちで、焦らずに対応することも必要なのではないであろうか。

　「これでいいのだ！」

　真理である。

【参考文献】

1）赤塚不二夫：天才バカボン 第1巻. 講談社，東京，1969.

2 私の生命線です

患者さんから学ぶ

「結局のところ、あなたが受け取る愛は、あなたが与える愛に等しい」

ジョン・レノン

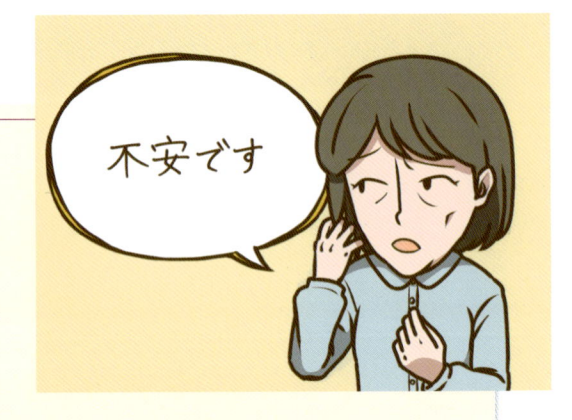

　患者：気似なる乃、58歳、既婚女性、
　　　　主婦

　主訴：咬み合わせが合わず、咬むと歯
　　　　が痛い

現病歴：$\overline{4}\underline{5}$の補綴処置後より前歯部、右側臼歯部の咬合痛出現。咬合調整を行うことで全
　　　　体的な咬合痛、自発痛が出現

既往歴：とくになし

　現症：開口量48㎜、顎関節症状なし。$\underline{6\,4}|\underline{4\sim6}$、$\overline{6\,5}|\overline{4\,5\,7}$に打診痛

　診断：咬合不全による咬合性外傷の疑い

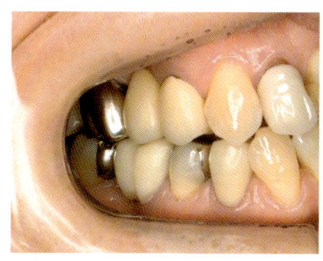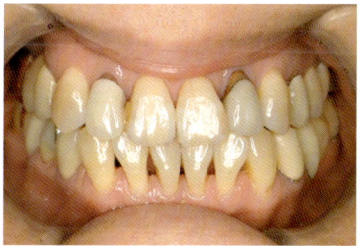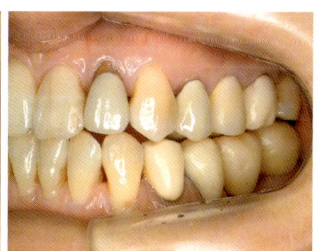

図❶　初診時の口腔内写真

　「先生は私の生命線です。今日、台風の影響で伺うことができなかったら
と思うと、昨日は不安でなりませんでした」。診療が終わり帰り際に、なる
乃さんから泣きそうな顔でそう訴えられた。

　「いまの時点では、口臭の原因は見つかりません。次回まで経過を見てみ
ましょう」と筆者は、なるべく顔がこわばらないように気持ちを落ち着かせ、
笑顔でなる乃さんを見送った。

　なる乃さんは、筆者が大学病院勤務時代に「咬み合わせが合わず咬むと歯
が痛い」とのことで、来院した。初診の1年前に、歯が痛くなり地元の歯科
医院へ行くと、4⃒5の根尖病巣が原因とのことで、2ヵ月ほど根管治療を行っ
た。しかし、そのときに仮歯を入れてもらえず、根管治療が終わり補綴物を
装着したところ、前歯部や右側の歯が痛くなり、担当医に訴えると、治療し
ていない前歯部、右側臼歯部の咬合調整が行われ、その後、全体的な咬合痛、
自発痛が生じるようになる。また、その後6⃒の抜歯、6⃒の遠心根抜歯となっ
てしまったが、それでも痛みがとれないため、他の歯科へ転院してスプリン
トを装着したら、ひどい痛みから解放されたが、食事のときの歯痛は変わら
ず、痛いし咬めないとのことで紹介されてきたとのこと。

　初診時のなる乃さんは、神経質そうな感じであり、不安からか少し落ち着
きがなく、表情は暗く、ずいぶん緊張している様子であった。

　初診時、開口量は48㎜であり、顎関節症状はみられなかった（**図1**）。睡
眠時にクレンチングがあり、また日中も気になるのでつねに咬み合わせを確
認し、嚙みしめているとのことであった。診断は、臼歯部の低位による顎位

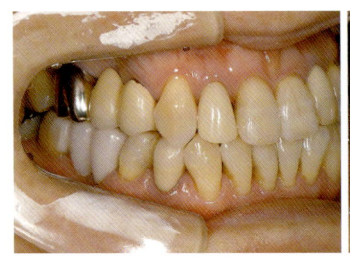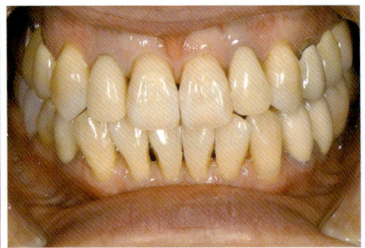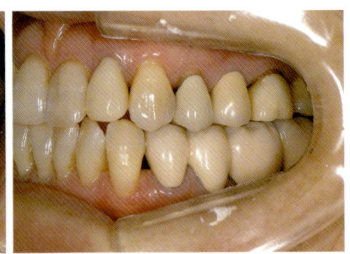

図❷　最終補綴処置

不安定と咬合性外傷による歯痛、あるいは根尖性歯周炎の疑いになろうか。

　治療計画としては、なるべく顎の力を抜いて上下の歯の間に空間を作る、咬み合わせを確認しないことなどのセルフケアの指導を行い、歯の保護と顎位安定を目的としたスプリントの装着、プロビジョナルレストレーションによる咬合の改善を考えた。

　また、なる乃さんはかなり神経質であり、ユニットへも直接座るのは気になるようで、必ずタオルを持参して敷いてから座わるので、強迫性障害のようなものがあるのではないかと感じられた。

　顎関節症症状はなかったが、顎位が安定しないこと、歯の保護を目的としてスタビライゼイション型スプリントを睡眠時のみ（つらいときは日中の使用も可と説明）装着。咬合診断後、模型上でプロビジョナルレストレーションを製作し、咬合の改善を図った。結局は４年ほどかかり、ようやく咬合が安定して歯痛もなくなり、最終補綴へと進むことができた（**図２**）。

　治療は２週間おき、毎回１時間ほどかけて行った。なる乃さんは、時間をかけて治療していることを非常に喜び、「地元の歯科では、治療は毎回少しずつしか診てくれない。こんなに丁寧に診てくれない」「治療中は仮歯も入れてもらえない」「痛いと言ってもあまり取り合ってもらえない」「痛いのが治らないと言うとすぐ歯を抜かれる」など、これまでの治療などの愚痴をこぼすようになった。しかし、これまで述べてきたように、患者さんの話には事実と意見（考え）が混ざっており、これを注意深く分けないと患者さんの考えをもとに治療を進めることになってしまう。また、実際は歯科医師もき

ちんと説明し、対応をしているにもかかわらず、患者さんとのコミュニケーションがうまくとれていないために、ラポールがとれず、それぞれの意識にギャップが生じていることも考えられ、患者さんの話は、患者さんからみた意見として客観的に捉えるように心がけることも必要である。

その後、なる乃さんの症状は落ち着き、3ヵ月ごとのメインテナンスに入った。なる乃さんの様子はずいぶんと落ち着いてはきていたが、神経質なのは相変わらずであった。歯頸部にかなりの摩耗がみられるようになり、聞いてみると1日4回、1回につき45分歯を磨いているとのことであった。これは何回注意しても改善されなかった。

こうして3年ほどは、わりに平和な来院が続いていたが、ある日疲れ切った暗い顔で、なる乃さんはこう話し出した。「急に夜の噛みしめが強くなり、寝られなくなってしまったんです。また、スプリントを作ってもらえませんか」。聞けば、胃が痛くて寝られないそうである。さらに聞くと、娘さんの就職が決まらず、心配で仕方がないとのことである。噛みしめは、睡眠が浅いと強くなることを説明し、娘さんのことは心配とは思うが、自分の体も大事だからとなるべく睡眠をとるように話した。

次回来院時にスプリントを装着したが、今度はスプリントが気になってしまい寝られないと言う。つらくてしようがないので地元の精神科へ行ったら、1ヵ月待ちなので苦しいと言う。そこで近くの大学病院に電話して事情を話したら、精神科ですぐに診てくれることになり、そのまま行ってもらった。結局は「不安神経症」ということで、抗不安薬と抗うつ薬を処方されたそうである。また、筆者には言わなかったが、咬み合わせの治療中にも寝られなくなり、地元の精神科で同様に抗不安薬と抗うつ薬を処方され、飲んでいた時期があったらしいことがわかった。

その後、娘さんが就職し、結婚も決まり、少し落ち着いたようにみえたが、今度は口臭を訴えるようになった。実際、歯が折れそうなぐらいにブラッシングをしており、口臭はないように思うのだが、当然、患者さんの訴えを否定してしまっては、なる乃さんの心の置きどころがなくなってしまう。丁寧に診察を行い、現時点では、口臭の原因が見つからないこと、必要なら大学

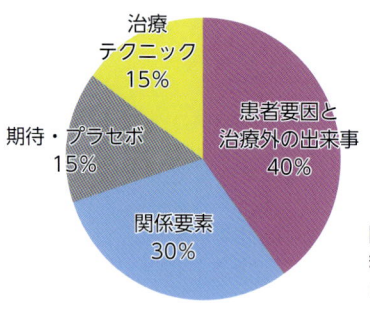

図❸　四大治療的要素とそれが
精神療法の効果に占める割合
（参考文献[1] より引用改変）

病院の口臭外来を紹介すると説明し、しばらく経過をみていたが、筆者のところに通院するのは疲れたと言って、その後来院は途切れてしまった。十分に話を聞いていたつもりであるが、なる乃さんが気になっていることと筆者の対応との乖離を埋められなくなってしまったということなのであろう。自分では真摯に対応しているつもりであっても、患者さんが何を考えているかをすべて理解するのは難しい。患者さんから学ぶことは多いのである。

🟣 患者さんから学ぶ

　精神科領域における、精神療法の治療効果に関する研究において、患者さん側の要因や治療外の要因がどれだけ治療効果に関与するか調べたところ、各精神療法に特化したテクニックの部分15% に対し、残りの85% は、治療関係（30%）、患者さん側の期待・プラセボ（15%）、ラッキーな出来事や自然治癒能力など患者さん側に起こる治療外の出来事（40%）であったという（図3）。この数字を見るかぎり、特化した精神療法テクニックに比べ、患者さんと交わされる共感的な言葉、温かさなどに基づいた治療関係のほうが重要ということになる[1]。つまり、プラセボ、ホーソン効果など、いかに真の治療効果以外のところを充実できるかということである。そのためには、目的をもってコミュニケーションがとれるようなスキルを磨くことが必要となる。とくに治療関係は友人関係や家族関係とは異なり、治療のために定期的に会うだけの関係である。次にその関係に戻るのは、数週間後、治療時間もたった15分かもしれない。そして会うたびに前回終わったところから関

係を再スタートし、患者さんがある程度満足のいく関係に戻す必要がある。たとえば、インターネット上で特定のウェブサイトにログインするためにサイトを選んでクリックするように、患者さんと会うたびにその関係の再スタートをクリックすることになる。すなわち関係作りにおけるクリックはラポール形成であり、歯科医師は意識的にそれを演出する能力が求められる。

　ではそのような関係を作るとき、いかにコミュニケーションがとれる環境を整えていくかが重要となる。たとえば、来院したばかりの患者さんは、ユニットに座ってすぐに自身の気持ちを切り替え、歯科医師の話が頭に入ってくるのであろうか？　話が頭に入るようにするには、いかに患者さんの意識をそこにもってくるかがカギとなる。コンサルタントの石原 明氏は、脳をハードディスクにたとえ、画面を切り替えるように意識を呼び出すことが大事であるという[2]。そのために必要なことは、相手に質問し、考えさせることである。考えることで、意識がこちらに向く。話は話しているほうに主導権がありそうであるが、実は聞いているほうに主導権がある。

　熱弁を振るい気持ちのよい思いをしたことが誰にでもあるであろう。しかし、実はこれを聴き手が意図して話を誘導していたとしたらどうであろうか？　相手は、話を聞いてもらうことで気持ちよくなり、有効な関係が築けるとともに、聴き手が望んでいた必要な情報が手に入るのである。これを医療面接として考えれば、患者さん自身が気がついていなかった、自身の行動と症状との関係や潜在的に存在する症状の発症、その悪化原因を自覚することが可能となり、治療効果の向上に大いに役立つものと思われる。

　症状改善のカギは患者さん自身のなかにあり、医療者はその重要なカギを患者さんのなかから探し出すことのスキルを高める必要がある。答えは患者さんのなかにあり、その答えの見つけ方は患者さんから学ぶことになる。

【参考文献】

1 ）堀越 勝，野村俊明：精神療法の基本―支持から認知行動療法まで．医学書院，東京，2012：5-11.
2 ）石原 明：あなたの能力を飛躍的に向上させる石原流「脳」と「パソコン」のとびっきり上手な使い方　石原明　経営のヒントプレミアム．ポッドキャスト，10月号，2012.

おわりに
〜憂鬱でなければ仕事じゃない〜

　「憂鬱を好む人間などいない。しかし一方で、憂鬱は大きな反発力を生む。それに気づいた時、憂鬱は間違いなく仕事の糧となる」

　これは幻冬舎社長である見城 徹氏の言葉である。

　「ふもとの太った豚になるな　頂上で凍え死ぬ豹になれ」「天使のようにしたたかに　悪魔のように繊細に」「絶望しきって死ぬために、今を熱狂して生きろ」など、見城氏の発する言葉はたいへん刺激的だ。

　現在、働き方改革が進められ、ブラック企業が問題となっている。本書をお読みいただいてわかるように、筆者の、いわゆる「一人ブラック」ともいえる働き方を行う環境は、難症例を大学病院が避けるようになってしまった現在において、存在しないであろう。しかし、人はある時期に寝食を忘れ、仕事に熱狂する時間があってこそ成長するのではないであろうか？

　日本人は勤勉といわれているが、世界では日本人は長時間働くが、仕事の効率が悪いとの評価を受けている。日本人は集団で動く人種である。上司が帰るまでは帰れない。みんなと別のことをしていると目立ってしまう。そんななか、周囲に左右されず、自分で考え、行動し、それを俯瞰、検証していくことが、大きな意味での人間の成長に結びつくと筆者は考えている。

　ただし、ここで大切なのは、たいへんな思いをして苦しむことが必要なのではなく、いかに苦しまず、楽に短時間で効率よく仕事を終え、さらなる高いミッションを目指し、これを達成するかにあると思う。

……と、偉そうなことを述べてきたが、筆者自身を顧みれば、現在も日常と仕事の区別はなく、つねに臨床が頭を離れず、いまだに１人の患者さんに５時間かかったり、１日18時間診療室にいることもあったりと、まだまだ「一人ブラック」は続いているのである。そんななかで、よくなる患者さんもいれば、よくならない患者さんもいる。ただ、いつの日か、根本的かつ効率的に難症例を解決する方法を見つけ出し、患者さんも歯科医師も苦しまない世界が訪れるよう、精進していきたいと考えている。

　本書は、月刊デンタルダイヤモンド2012年１月号〜2013年12月号に連載させていただいた「歯科患者学から探るGPの難症例対応」をもとに、加筆・修正したものである。気がつけば、これまで30余年の臨床のなかで、おそらくは1,000近い難症例にかかわり、そのなかでも印象に残る、似たような症例をモディファイして典型例として構築し、その対応と考え方をまとめた。当時、毎月の連載で書きたいことは山ほどあっても、すぐにまた締め切りが来てしまい、定期的にやる気を出すというモチベーションを保つのに苦労した。ただ、自分の臨床を見直して、そのために勉強し、考えてきたことをアウトプットするのは、思いのほか楽しい経験であり、無意識に行ってきたことを意識化することで、新たな気づきが増えたのである。

　その後、同誌2016年１月号〜2018年12月号までの３年間、「ストーリーから学ぶ咬合違和感症候群」を連載させていただいた。もし機会があれば、こちらもまとめ直してみたいと思っている。

　最後に、筆者が気ままに執筆することを許容し、支えてくださった編集者の木下裕介氏、筆者に多くのことを教えてくださる患者さん方、常日頃よりお世話になっている先生方、当院のスタッフ、木書を手に取っていただいたすべての方に感謝したい。そして、筆者の仕事中心の生活に、「あなたほど自由な人はいない」と言いながらも、いつも心の安らぎを与えてくれる最愛の妻と娘に感謝し、筆を置く。

　最後までお付き合いいただき、ありがとうございました。

　　　　　　　　　　　　　　　　　　　　　　　　　島田　淳

●著者プロフィール

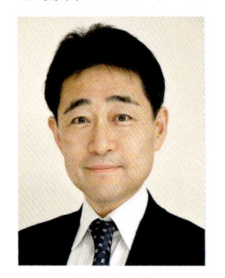

島田 淳
（しまだ あつし）

1987年	日本大学歯学部 卒業
1991年	日本大学大学院歯学研究科 補綴学専攻 修了（歯学博士）
	日本大学歯学部助手 補綴学教室 局部床義歯学講座
1993年	日本顎関節学会学術奨励賞 受賞
1995年	日本大学助手 補綴学教室 局部床義歯学講座
1999年	東京歯科大学講師 スポーツ歯学研究室
	東京歯科大学水道橋病院 顎関節・咬み合わせ・はぎしり外来
2005年〜	医療法人社団グリーンデンタルクリニック 理事長
	東京歯科大学スポーツ歯学研究室 非常勤講師
2008年〜	神奈川歯科大学附属病院 かみ合わせリエゾン診療科 非常勤講師
2012年〜	日本顎関節学会 理事
2017年〜	神奈川歯科大学 臨床教授 全身管理医歯学講座 顎咬合機能回復補綴医学分野

◉日本補綴歯科学会 専門医・指導医
◉日本顎関節学会 専門医・指導医・理事
◉日本口腔顔面痛学会 専門医・指導医・評議員
◉日本歯科心身医学会 代議員

【おもな著書】
『歯医者に聞きたい 顎関節症がわかる本』口腔保健協会，2016.
『顎関節症 運動療法ハンドブック』医歯薬出版，2014.
『顎関節症 スプリント療法ハンドブック』医歯薬出版，2016.
『顎関節症 セルフケア指導ハンドブック』医歯薬出版，2018.

ある日突然やってくる困った患者さん
「あなたなら、どう診る?」

発行日	2019 年 7 月 1 日　第 1 版第 1 刷
著　者	島田 淳
発行人	濱野 優
発行所	株式会社デンタルダイヤモンド社
	〒113-0033 東京都文京区本郷 3-2-15 新興ビル
	電話 = 03-6801-5810 ㈹
	https://www.dental-diamond.co.jp/
	振替口座 = 00160-3-10768
印刷所	能登印刷株式会社

ⓒ ATSUSHI SHIMADA, 2019
落丁、乱丁本はお取り替えいたします

●本書の複製権・翻訳権・上映権・譲渡権・公衆送信権（送信可能化権を含む）は㈱デンタルダイヤモンド社が
保有します。
● JCOPY 〈㈳出版者著作権管理機構 委託出版物〉
本書の無断複写は著作権法上での例外を除き禁じられています。複写される場合は、そのつど事前に㈳出版者著
作権管理機構（TEL:03-3513-6969、FAX:03-3513-6979、e-mail:info@jcopy.or.jp）の許諾を得てください。